JN194387

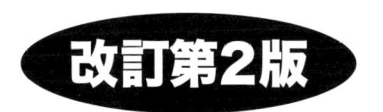

改訂第2版

医療事務職のための

電子カルテ入門

編集

東京医療保健大学医療保健学部医療情報学科 教授
津村　宏

松本市立病院 副院長
中村雅彦

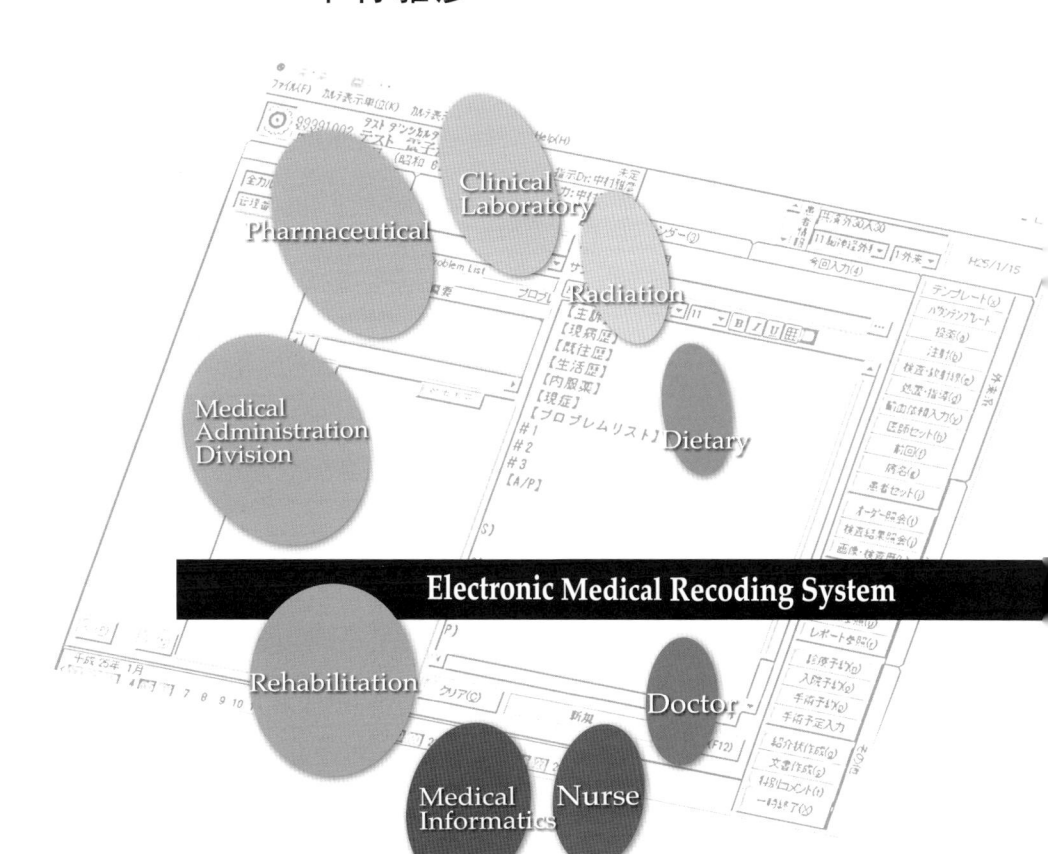

ぱーそん書房

● 執筆者一覧 ●

●編集

津村　宏　（東京医療保健大学医療保健学部医療情報学科　教授）

中村　雅彦　（松本市立病院　副院長）（松本市）

●執筆者（執筆順）

瀬戸　僚馬　（東京医療保健大学医療保健学部医療情報学科　准教授）

津村　宏　（東京医療保健大学医療保健学部医療情報学科　教授）

中村　雅彦　（松本市立病院　副院長）（松本市）

野村　一俊　（医療法人朝日野会朝日野総合病院　病院長）（熊本市）

改訂第 2 版 編集にあたって

　現代のチーム医療においては、それぞれのスタッフが専門性を十分に発揮し業務に専念できるように、職種間での役割分担が進んでいる。その一方で、質の高い医療を継続して提供していくためには、スタッフ間で患者の診療情報を共有し、問題解決に向け密接な連携を図ることが不可欠になっている。医療事務職の業務も診療情報管理士、医師事務作業補助者、医療情報技師、医療経営士など役割分担が進み、さらに専門性が求められている。本書は医療事務職が、チーム医療を担う一員として他職種と協働して業務にあたる際に必要な、電子カルテに関する知識を身につけることを目的に編集された。

　電子カルテの導入により、施設内であれば「いつでも」「どこでも」患者情報の閲覧が可能になった。また、読みやすくわかりやすい診療録の作成、管理、長期保存などの点でも、電子カルテは従来の紙カルテに比べはるかに優れている。一方、運用にあたり情報の流通と漏えいは表裏一体で、診療情報にはプライバシーにかかわる情報も多く、取り扱いには特別な配慮が求められる。さらに診療情報は患者個人の診療に役立つだけでなく、集積された膨大なデータは、新しい診断・治療技術の開発や、新薬の開発、副作用の早期発見、疾病の発症予防など、医療の進歩のために社会的に活用される特徴がある。

　2014 年 1 月に初版を上梓してから 5 年が経った。この間、個人情報保護、情報セキュリティ対策の分野で大きな変化があった。1 つは医療ビッグデータの活用である。2005 年に個人情報保護法が施行されたが、個人情報として取り扱うべき範囲が曖昧なため、蓄積された膨大なデータの有効利用が行われてこなかったのが実情である。そこで、誰の情報かわからないように加工された「匿名加工情報」の利活用を認め、ビッグデータの利用を活性化することを目的に、2017 年 5 月から改正個人情報保護法が施行された。2 つ目は、同年に医療情報システムの安全管理に関するガイドライン第 5 版が公表されたことである。最新版では、多様化・巧妙化しているサイバー攻撃への対応、地域医療連携や医療介護連携の推進、IoT などの新技術やサービスの普及について触れられている。3 つ目は、医療情報の安心・適正な利活用を通じて健康寿命の延伸、健康長寿社会の実現を目指すことを目的に、2018 年 5 月に「医療分野の研究開発に資するための匿名加工医療情報に関する法律」が施行されたことである。

今回の改訂では、医療情報を取り巻く最近の変化について、Up-to-date な知見を津村宏先生を中心に加筆・解説頂いた。好評を頂いた初版に引き続き、ご活用頂けたら幸いである。

平成 31 年 3 月吉日

中村　雅彦

初版 編集にあたって

　高度に細分化された現代の医療において、質の高い医療を継続して提供していくためには、診療にあたるそれぞれのスタッフが専門性を十分に発揮し業務に専念できるように、スタッフ間での役割分担が求められている。さらに、チーム医療を効率的に進めるためには、スタッフ間で患者の診療情報を共有し、患者が抱える問題の解決に向け密接な連携を図ることが不可欠である。電子カルテは、このスタッフ間での役割分担、連携を実現するための有益なツールの1つといえる。

　わが国の電子カルテ導入の歴史は新しく、1999年4月に厚生省(当時)3局長名で出された「診療録等の電子媒体による保存について」の通知に始まる。この通知により、真正性、見読性、保存性の3条件を満たすことを条件に、診療録の電子媒体による保存(電子カルテ)が認められた。その後に策定された「保健医療分野の情報化にむけてのグランドデザイン」にもみられるように、国は医療のIT化を積極的に進め、現在では400床以上の大規模病院の6割に電子カルテが導入されるに至った。電子カルテは、施設内であれば、場所や時間の制限なく閲覧が可能になるなど利便性も高い。また、開示に値する読みやすくわかりやすい診療録の作成・管理、長期保存などの点でも従来の紙カルテに比べはるかに優れている。一方、運用にあたっては、個人情報保護、情報セキュリティ対策の徹底など、診療情報の目的外利用の禁止や漏えい防止には万全の体制が求められている。

　医療機関には、医師、看護師をはじめ薬剤師、診療放射線技師、臨床検査技師などコメディカルスタッフと呼ばれる多くの職種が勤めている。医療に関する国家資格だけでも20数種に上る。さらに、臨床心理士、糖尿病療養指導士、消化器内視鏡技師など学会による資格認定にみられるように、それぞれの医療分野で専門職の養成が進められている。医療事務職の業務も、受付、会計、診療録の作成・管理、診療報酬請求、診療統計の作成、収支・経営分析など多岐にわたる。これらは、従来、医事課の業務としてまとめられ、特別な資格をもたない職員が担当することも多かった。しかし、近年では診療録の管理・保存などを行う診療情報管理士、診療録や医療書類の作成補助を行う医師事務作業補助者、電子カルテの運用管理・保守などを行う医療情報技師、さらには医療と経営に必要な知識、経営課題を解決する能力を求められる医療経営士など、医療

事務職にも役割分担が進み、かつ専門性が求められている。今や医療事務職もチーム医療を担う重要な一員となっている。

　医療事務職の教育は、それぞれの医療機関や民間の教育機関によって進められているが、教育内容や到達度に差異がみられる。本書は、医療事務職が電子カルテについて学ぶ際の入門書として編集された。執筆者はいずれも各分野の専門家であり、電子カルテの基礎を体系的に網羅し、カルテ記載、オーダリング事例も提示されている。図表を多用し、わかりやすい内容を心がけた。第9章の情報セキュリティで津村宏先生が、The Strength of a Chain is in the Weakest Link.(鎖の強度は最も弱い環で決まる)の言葉を紹介されているが、まさに多職種がかかわるチーム医療にもこの言葉が当てはまる。診療に医療事務職が介在することで、診療の質の低下や医療安全上の問題が生じてはならない。本書が医療事務職教育の一助になれば幸いである。

平成26年1月吉日

中村　雅彦

● 目　次 ●

7　クリティカルパス —————————————————————————（野村一俊）73

8　部門システム ————————————————————————————（中村雅彦）81

CHAPTER 1

電子カルテとは

I カルテの概念と法的位置づけ

　カルテとは何か。患者にとって馴染みのある「カルテ」という言葉は、実は法令上の用語としては存在しない。カルテの正式名称は「診療録」である。医師法第24条には「医師は、診療をしたときは、遅滞なく診療に関する事項を診療録に記載しなければならない」と定められており、法的には医師の診療に関する記録が診療録ということになる。診療録は病院長の責任において、5年間の保管が義務づけられている。

　医師法施行規則では、診療録の記載事項として次の4点を定めている。①診療を受けた者の住所、氏名、性別および年齢、②病名および主要症状、③治療方法（処方および処置）、④診療の年月日、である。しかし、それだけで診療が成り立つわけはなく、実際のチーム医療の中では、看護師・薬剤師・臨床検査技師などの医療スタッフに指示を伝達したり、検査結果などの報告を受けたり、あるいはこれらの医療スタッフ自身の記録も必要になる。すなわち、医師が診療を進める過程では「処方せん」「検査結果」「手術記録」など、さまざまな記録が発生する。このような記録は「診療に関する諸記録」と呼ばれ、医療法施行規則に基づいて2年間（保険診療に関するものは保険医療機関および保険医療養担当規則により3年間）の保管が義務づけられている。診療に携わるすべてのスタッフにより、診療の過程で生じた患者の医療に関する情報を1冊にまとめたものを「診療記録（あるいは医療記録）」と呼んでいる。

　もっとも、実務的には「診療記録」のことを「（広義の）診療録」と呼ぶ場面も多い。この場合は、医師法に基づいて医師が記載するものを「（狭義の）診療録」と呼ぶことになる。因みに、医師事務作業補助体制加算の施設基準において、医師事務作業補助者が代行入力をする対象とされているのも、医師の作成する範囲において広義の診療録（診療記録）である（図1）。

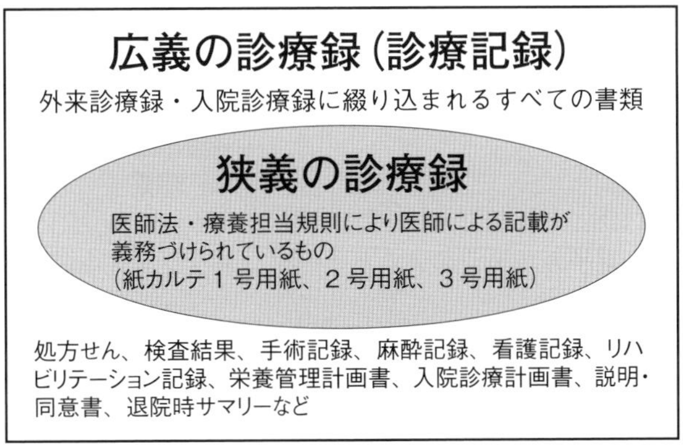

図1. 診療記録と診療録（狭義）の概念

Ⅱ 電子カルテシステムの概念

　カルテという言葉が法令で用いられていないのと同様に、従来から「電子カルテ」という言葉も、あくまで通称に過ぎなかった。しかし、今日では通称がほぼ定着したこともあって、2007 年の第 5 次医療法改正において「患者等への医療に関する情報提供の推進」が盛り込まれた際には、病院の機能を示す項目の 1 つとして「電子カルテの有無」も公表することになった。これを機に、「電子カルテ」という言葉も、同法施行規則の文面に明記され、法令に基づく用語としての位置づけを得ることとなった。

　一方、電子カルテの定義や概念は、今もなお制度的あるいは学術的に画一的なものにはなっていない。それは、診療記録の範囲があまりに広く、これらのどこまでを電子化するかによって、多種多様な電子カルテの形態が存在しうるからである。もっとも「狭義の診療録」が医師法第 24 条に基づくものであることは既に述べたが、仮にこの部分だけを電子化しても、医療スタッフ間での診療情報の共有という点では、まったく役に立たないものになってしまう。すなわち、電子カルテの概念は「電子化された診療録」ではなく、当然「電子化された診療記録」を意味することになる。

　この「診療記録」の一部は、電子的には「オーダリングシステム（またはオーダエントリシステム[注]）」で扱われている。例えば、医師は患者の経過記録を作成し、診察結果から処方オーダや検体検査オーダを発行する。オーダは薬剤師、看護師、臨床検査技師などに伝達され、各部門では指示された医療行為が実施される。オーダリングシステムとは、このようなオーダの情報伝達システムを指し、医療現場の業務を電子化し、病院業務の省力化とサービス提供の効率化を目指すものである。従来、医師が紙に書いていたオーダ（処方せんや検査依頼伝票など）をコンピュータ入力することで、関連部門の業務が連動し診療から医事会計にかかわる処理・業務の迅速化が図られる。もっとも、実際の診療行為の中で、診療の記録と、オーダの発行という 2 つの業務は、一連のものであって不可分である。したがって、電子カ

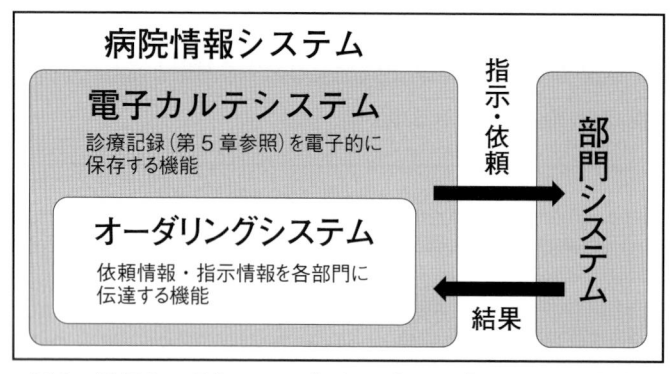

図 2. 電子カルテシステムとオーダリングシステムの関係

[注]：オーダリングシステムは固有名詞であることから、厚生労働省の「医療情報システムの安全管理に関するガイドライン」などではオーダエントリシステムと標記されている。他方、オーダリングシステムの名称が広く普及していること、医師事務作業補助体制加算の施設基準にもこの名称が用いられているため、本書では同加算に合わせ「オーダリングシステム」を用いる。

ルテシステムの機能には、オーダリングシステムの機能をも包含していることが一般的である(**図2**)。

このことから、電子カルテシステムの守備範囲は、オーダリングシステムとの関係の中で決まってくるとも言える。その機能のレベルによって多様なシステム像が存在することになる。このため、日本医療情報学会が2003年に公表した「電子カルテの定義に関する日本医療情報学会の見解」においてもその多様性を強調し、「通常の電子カルテ(Bottom-line)」と「ペーパーレス電子カルテ」という両極に位置する2つの電子カルテ像を示し「実際にはこの2つの中間に様々な電子化達成度の電子カルテが存在しうる」と述べている(**表1**)。この「通常の電子カルテ」の中では、主要な部門においてオーダリングシステムが稼動していることが前提とされている(**表1-①**)。

なお、保健医療福祉情報システム工業会(Japanese Association of Healthcare Information Systems Industry；JAHIS)においても、電子カルテシステムの実装には段階があるとしている。これによれば、部門内において電子化された患者情報を扱うレベル(レベル1)から、一医療機関での医療情報を超えて保健福祉情報を扱うレベル(レベル5)までの段階があるとされる。もっとも、レベル5のシステムはいまだ実装事例が少なく、レベル3のシステムが一般的な「電子カルテシステム」に該当することになり、日本医療情報学会の見解と重なっている(**表2**)。

表1. 「通常の電子カルテ(Bottom-line)」と「ペーパーレス電子カルテ」の定義(日本医療情報学会)

通常の電子カルテ(Bottom-line)	ペーパーレス電子カルテ
①すべての業種目はカバーしなくても、多くの業種についてオーダ通信システムおよびオーダ結果参照システムが稼動し、それぞれの業種についての診療録情報の基本となっていること。 ②診療録を構成するすべての情報種はカバーしないが、多くの情報種について同時に多個所で、迅速に、充分に古いものも参照できること。また、それらの情報は様々な軸(時系列、特定の科のもの、特定の診療部門のもの、パスウェイ形式など)で展開参照することが可能であること。 ③これらデータの将来機種更新後の新システムへの移行を考え、また、不特定の他医療施設との情報連携のためにも、出来る限りHL7、DICOM(※筆者注：第8章参照)などの標準的なデータ形式およびコードを使用していること。さらに、紙やフィルムなどの従来媒体の情報と電子化情報の関連性が損なわれないようにすること。 ④画面を直接参照して、あるいは画面を利用して、患者への情報提供が紙によるものより格段に改善していること。 ⑤プライバシー保護が確保される運用であること。また紙やフィルムなどの従来媒体による原本保存を行わない情報種に関しては、電子保存の3条件(真正性、見読性、保存性の確保)を満足する運用であること。	①すべての業種目についてオーダ通信システムおよびオーダ結果参照システムが稼動し、それぞれの業種についての診療録情報の基本となっていること。 ②診療録を構成するすべての情報種が電子的に扱われ、同時に多個所で、迅速に、充分に古いものも参照できること。また、それらの情報は様々な軸(時系列、特定の科のもの、特定の診療部門のもの、パスウェイ形式など)で展開参照することが可能であること。 ③左の③、④、⑤を満たすこと。

表2. 電子カルテの段階別定義（JAHIS）

レベル	システム段階	コメント*
レベル1	部門内において電子化された患者情報を扱うレベル	例えば、医事システムや検体検査システムなどの部門システムは稼動しているがその連携は紙の伝票で行われているケース。
レベル2	部門間にまたがる電子化された患者情報を扱うレベル	医事システム・薬剤システム・検体検査システム・給食システムなどの部門システムが少なくともシステム化され、医師入力のオーダリングが実施されているケース。このレベルも他のオーダ種別や他部門のシステム化の有無などにより、レベル間に差がある。
レベル3	一医療機関内の（ほとんど）すべての患者情報を扱うレベル	一般的に電子カルテシステム導入といわれるレベルで、フルオーダおよびほぼ全部門のシステム化が行われ、紙のカルテや看護記録、画像情報が電子化されている。また厚生労働省が求めている3原則に対する対応もできていることが必要である。
レベル4	複数医療機関にまたがる患者情報を扱うレベル	電子カルテシステム化された医療機関と、例えば地域の診療所とが紹介状やカルテ情報のやりとりやインターネットなどを介した予約システムが行える。
レベル5	医療情報のみならず、保健福祉情報も扱うレベル	一般病院と長期療養系の病院、さらには介護老人施設などの福祉施設などとも情報連携ができている。また、健診情報との連携や患者宅との連携までも視野に入れたネットワークシステム。

*コメントは、厚生労働科学研究「電子カルテシステムが医療及び医療機関に与える効果及び影響に関する研究」班（主任研究者：阿曽沼元博氏）による。

Ⅲ 病院情報システムの全体像

1 診療プロセスと病院情報システム

前述のように、電子カルテシステムとそこに包含されるオーダリングシステムは、病院で患者情報を共有するうえで根幹となるものである。しかしながら、病院は、電子カルテシステムだけでは診療を行うことはできない。

チーム医療の中では、複数の職種が、それぞれの職務に必要な形で共通の患者情報を取り扱う。例えば、医師が処方オーダを発行すると、薬剤師は以前に発行された処方などの情報も参照しつつ、そのオーダ内容を監査したうえで調剤を行う。そして、調剤の実績は「調剤録」に残される。同様に、看護師が投与の準備（注射薬であれば混注など）を行い、バーコードリーダなどを用いて本人確認を行い、投与を実施したことは「看護記録」に残される。そして、その実績をもとに、医事課では投薬料を算定する。これらのプロセスのどこが欠けても医療サービスを安全に提供することはできない（図3）。

そのため、病院情報システムには、薬剤師、看護師、医事課の職員などが個々の部門・職種に応じた業務を行うための「部門システム」が存在する。例えば、入院患者に対して医師が発行する給食オーダは、「常食・1,600 kcal/日」という指示であるが、これを受けて3食の献立をつくり、食札（個々の給食内容を詳細に表示したもの。1患者・1食ごとに作成される）を印刷する業務は、医師が直接的には関与しない。これらの業務は栄養部門において主に管理栄養士によって行われることになるため、「栄養部門システム（名称は「給食管理システム」などさまざま）」を用いることになる。また、集中治療部門（Intensive

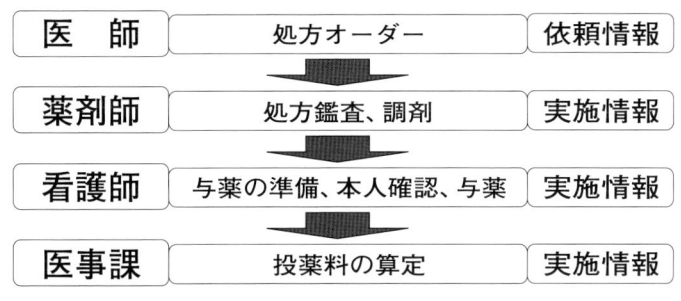

図 3. 診療プロセスと情報の流れ

Care Unit；ICU)で用いられている「重症集中系部門システム」のように、心電図モニタなどの医療機器と連動した部門システムも存在する。同様に、検査部では血液検体の分析装置と連動した「検体検査システム」、放射線部門では CT などの撮影装置(モダリティ)と連動して検査の履歴を管理するとともに診療放射線技師が記載すべき照射録の作成もできる「放射線情報システム(Radiology Information System；RIS)」がある。

❷ 基幹系システムと部門系システム

　このように病院では部門・職種ごとにシステムを構築しているので、大規模な病院の場合は、30 種類を超える部門システムが稼動していることになる。しかし、調剤も検体検査も放射線検査も給食も、病院業務は医師からの指示がなければ始まらない。このため、医師が発生させる「依頼(指示)情報」と、これを実行するシステムは、少し役割が異なってくる。病院情報システムにおいては、電子カルテシステムとそこに包含されるオーダリングシステムを「基幹系システム」と呼び、それ以外の部門システムを総称して「部門系システム」と区別している(**図 4**)。

　基幹系は、あらゆる職種にまたがるまさに「幹」となるシステムであり、単なる「医師が用いる部門システム」ではない。診療面からみても、診療の記録やオーダはすべての職種が共有すべき情報種であるため、すべての職種が記載あるいは参照できる必要がある。また、情報の流れという側面からみても、医師が入力するのはあらゆる工程の前段階に位置する「依頼(指示)情報」であるから、後の工程を担う各職種に伝達する必要がある。

　これに対し、部門系システムは、基本的にはその部門に限定して置かれている。もちろん例外はあり、医用画像を管理するシステム(Picture Archiving and Communication System；PACS)については、むしろ医師に画像を提供することがシステムの役割であるため、その画像を見るための専用端末(PACS Viewer などと呼ばれる)が外来や病棟に置かれることになる。また、部門システムの中でも、医事会計システムは別格で扱われる。診療プロセスの最初の工程は基本的に医師であるが、最後の工程は医事課が担うからである。すなわち、他のすべての部門システムは医事会計システムと直接的に接続されている必要がある。また、来院時に患者が最初に立ち寄るのは受付管理をしている医事課であり、そのため、患者基本情報(氏名・住所・生年月日・保険情報など)の登録も医事会計システムで行うのが一般的である。このため、電子カルテやオーダリングシステムも、医事会計システムから患者基本情報を受け取っている。これらの特徴から、医事会計システムは部門システムの 1 つでありながら、「基幹系」に準じた

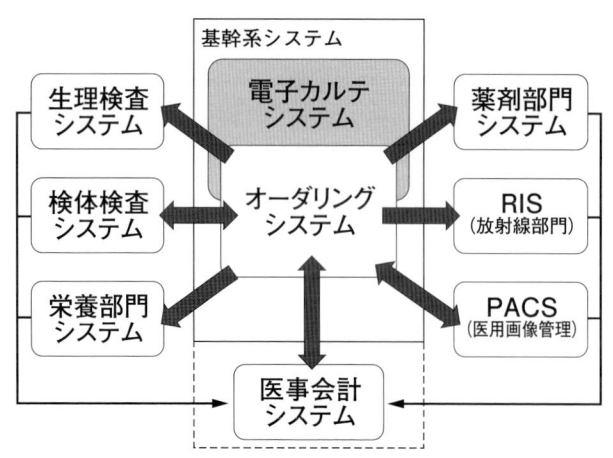

図 4. 基幹系システムと部門系システム

位置づけで扱われている。

❸ 病院情報システムで扱う情報の種類

医師が発行するオーダは、「依頼(指示)情報」と呼ばれる。この情報には、診療プロセスが進む中で、多様な情報が付加されていく。

図 3 の例をみてみよう。例えば医師が処方オーダを発行すると、そこには処方内容だけでなく、処方した医師の氏名や処方日時といった情報も発生する。これを薬剤師が調剤すると、そこでは処方内容を監査した日時と薬剤師の氏名、調剤日時と調剤した薬剤師の氏名が新たに記録される。これらは処方単位だが、次に看護師が与薬する際には、「朝食後」などの与薬行為単位で与薬日時と看護師の氏名が記録されることになる。このような情報を、「実施情報」という。検体検査や画像検査などでは、さらに複雑である。単にその行為が実施されたという情報だけでは診療の目的を達成できないので、オーダに対応した血液検査の検査値(数値データ)、心電図(波形データ)、胸部 X 線画像(画像データ)のような「結果」の情報を医師に戻す必要がある。このような情報を、「結果情報」という。

このような情報の種類によって、基幹系システムと部門系システムの関係性も変わってくる。処方や給食の場合は、片側通行(オーダリングシステムから部門系システムへ)の連動になる。つまり、薬剤部門システムや栄養部門システムにおいて薬剤師や管理栄養士が実施した内容(例えば提供した給食の献立)は、基幹系システムでは参照できない。これに対し、検体検査や画像検査などは検査結果を参照できなければ意味がないので、両側通行の連動になっていることが多い。すなわち、分析装置などを通じて検体検査システムに登録された検査値や、モダリティが得た単純 X 線撮影や CT などの医用画像といった「結果情報」は、それぞれの部門システムを通じて電子カルテシステムに戻される(もっとも画像ファイルは容量が多いので、医療画像の場合は参照用の軽量の画像のみが電子カルテに戻され、実際の画像は PACS で参照することになる)。

なお、診療の記録はこのような依頼(指示)、実施および結果情報とは目的が異なる。すなわち、情報の閲覧・共有が主な目的で、他者に指示・伝達することを前提としていないので、オーダリングシステムで扱う情報とは区別する。

Ⅳ 電子カルテシステムを導入する意義、導入効果および普及に向けた課題

1 電子カルテシステムの意義とその導入効果

電子カルテの導入にあたって、各病院はその実情に応じたさまざまな導入目的をもっている。普及が進んだ 2000 年代前半には、「医療の質の向上」「医療安全の推進」「コスト抑制」「職員の意識改革」など漠然としたものが多かった。しかし、電子カルテシステムの導入自体が目的化する事例も散見され、もう少し明確に目標を立て、その中で導入効果の評価を行うべきとの考え方が定着しつつある。

このような経緯を踏まえ、厚生労働省では 2009 年に「病院における IT 導入に関する評価系」を策定した。これは 16 項目にもわたっており、客観的に優劣を付けられるものではない（**表 3**）。もっとも、この「評価系」においても、「事務作業の効率化、省力化（**表 3-1**）は、従来からもっとも一般的な導入目的である」とされている。実際、患者基本情報の登録が一元化されることや、外来診察後に短時間で診療報酬の算定が終わることは、多くの病院にとって共通の導入目的であり、かつ効果を実感している点といえるだろう。

他方で、「医療従事者の業務改善」や、「医療安全管理」については、その効果が病院によってかなりばらつきがある。本来、病院情報システムの導入は、その病院の診療場面ごとの業務の流れ（ワークフロー）を十分に見直し、そのワークフローに沿った電子カルテシステムを導入することが重要である。しかし、縦割り文化が著しいなどの環境下でこうした議論が十分できず、単にパッケージとしての電子カルテシステムなどを導入する事例も少なくない。この場合は、IT 導入による上記のメリットを十分に享受できず、却って業務量が増えてしまうことにもなりかねない。

昨今では、電子カルテシステムの導入目的として「情報管理の改善」（**表 3-13**）を重視する病院が増え

表 3. 病院情報システムの導入目的

1. 事務職員による事務作業の効率化
2. 経営指標の把握
3. 人事管理
4. 患者待遇の向上（待ち時間、予約の簡便さなどの事務待遇面）
5. 患者情報提供サービスの向上（説明、インフォームド・コンセントなどの情報提供）
6. 医療安全管理
7. 医療従事者の業務改善
8. 医療従事者の情報へのアクセス向上
9. 医療従事者の情報共有強化（チーム医療の向上）
10. 他施設との医療などの連携改善
11. 医薬品、医療材料の院内ロジスティック改善
12. 医薬品、医療材料の調達改善
13. 情報管理の改善
14. 省スペース
15. 研究への貢献
16. 教育への貢献

（文献 3）による）

ている。その背景としては、病院機能評価においても情報を管理することよりも「活用」が重視されるなど、個々の患者に対する診療目的での利用(一次利用)から、蓄積された複数の患者のデータ分析に基づいた組織的な改善を目的とした活用(二次利用)に脱皮することが社会の趨勢となっているためである。それも、2013 年度から施行された病院機能評価の「機能種別版評価項目」では、単発的なデータ活用ではなく、あくまで「情報管理に関する方針」に基づいた二次利用が求められるようになっている。

　これらの潮流は、医師事務作業補助者にも身近な問題である。「医師事務作業補助体制加算に係る施設基準」では、医師事務作業補助者が行う「医療の質の向上に資する事務作業」として「診療に関するデータ整理」を掲げている。医師が病院組織の方針に基づいて行うこれらの二次利用は、これからの医師事務作業補助者の重要な業務の 1 つとなっている。

●column　生涯健康医療電子記録(EHR)と医師事務作業補助者

　政府は、IT 戦略本部が 2010 年に作成した「新たな情報通信技術戦略」に基づき、国民がどの医療機関に行っても自分の健康・医療の情報を参照でき、また医療・介護施設間の切れ目のない連携を推進する基盤として、生涯健康医療電子記録(Electronic Health Record；EHR)の整備を進めている。

　例えば、内分泌内科を例にとると、糖尿病専門医が不足する中で、EHR の活用は糖尿病合併症予防の大きな力とされている。2011 年に米国の著名な医学誌である "New England Journal of Medicine" に掲載された論文によると、EHR で管理されている患者群は、紙のカルテで管理されている患者群に比べて眼底検査の実施率が 25 ポイントも高いとの報告もある。糖尿病の検査も、地域の診療所と合併症の検査を行える病院が協働で診療する時代になっているので、複数の施設そして自宅で、HbA_{1c} の値や、眼底検査の実施履歴、そして血圧や体重のような健康・医療情報を参照できるシステムは不可欠なのである。

　複数の施設と情報共有するようになると、「他の医療機関から送られてきた情報を、誰が自院の電子カルテに登録するのか」という運用が課題となる。厚生労働科学研究「日本版 EHR を目指した地域連携電子化クリティカルパスにおける共通形式と疾患別項目の標準化に向けた研究班」疾患別連携パス分科会の調査によると、このときに電子カルテ登録を行う実務者を、「医師」とする病院は 11.2% だったのに対し、「医師事務作業補助者」とする病院は 21.4% に達している。つまり、医師事務作業補助者がいなければ、病院は EHR を導入しても運用できないのである。

　2012 年には「糖尿病透析予防指導管理料」が新設された。ここでは中長期的な HbA_{1c} などの管理が条件になっているが、このような仕組みは今後も増えるだろう。その中で EHR の必要性はますます高まっており、その中で医師事務作業補助者は EHR を推進するキープレイヤーの 1 人になっていくだろう。

❷ 電子カルテ普及に向けた課題

他方、電子カルテシステムの導入が、病院運営のすべての局面にとってポジティブな効果をもたらすわけではない。その中で見逃せないのは、電子カルテシステムやオーダリングシステムの導入による、医師の入力負荷の増大である。

先述の「評価系」で「事務職員による事務作業の効率化」が大きなメリットになりうると指摘されているのとは対極的に、とりわけ医師の業務改善には否定的な評価もある。実際、政府のIT戦略本部医療評価委員会が2007年に実施した「医療分野パイロット調査」においては、電子カルテシステムの導入によって負担が軽減したと回答した医師は20.8%に過ぎず、むしろ増大したと回答した医師は27.6%に上っている。一方、会計業務が効率化したとの回答は83.0%に達している。このような結果になった原因は、以前から続いてきた「発生源入力」という考え方にある。これは、例えば「処方せん」を発行するのであれば、その記載責任者である医師が自ら入力することが基本という考え方である。その主な理由は、もちろん医療安全に置かれている。すなわち、医師でない者が処方オーダの入力を行うことは、安全性の観点から避けるべきというのが従来の考え方である。

伝票類を含めた医療現場で用いられるほとんどの診療記録は、医師の権限で作成される。そのため、処方せんはもちろん、検査伝票、食事せん、時には退院証明書のような診察行為と直接結びつかない伝

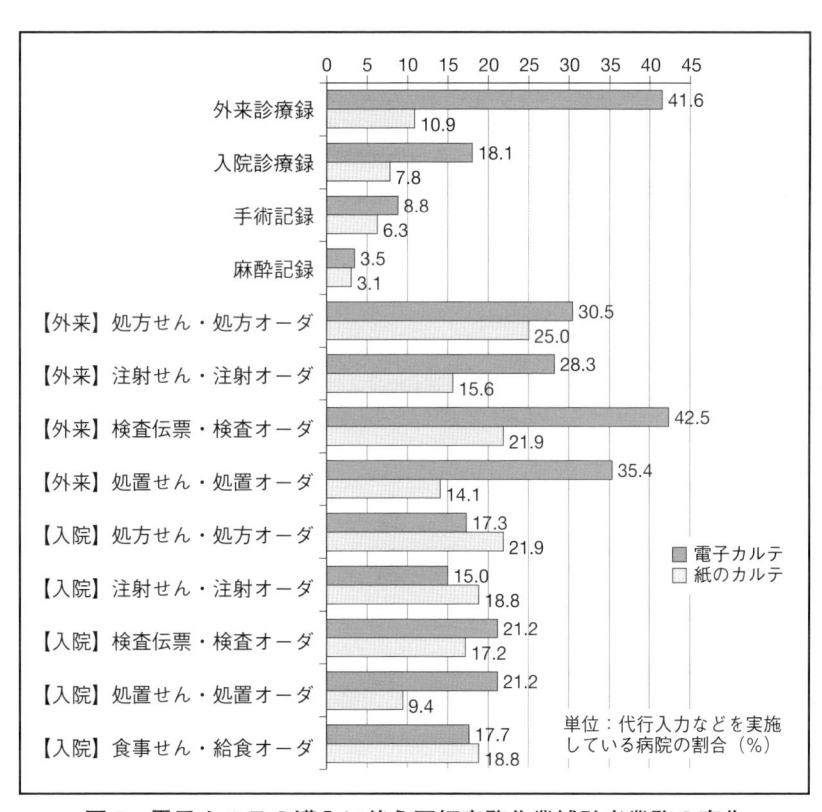

図5. 電子カルテの導入に伴う医師事務作業補助者業務の変化

票類も、やはり医師が記載権をもっている。このため、医師は患者の診療を行うために、常に膨大な指示を出さなければならない。そのすべてを「発生源入力」の原則に従っていると、医師の負担は膨大なものになってしまう。

　実際、医師が行う業務は、電子カルテ入力などコンピュータ操作だけで平均50分強に上り、これは医師が行う間接的業務時間の2〜3割を占めている。また、電子カルテの操作時間は、医療文書の作成時間よりも医師にとって負担が大きいという報告もある。このため、紙のカルテを用いている病院では、電子カルテを導入するのを機に、医師が行っていた業務を医師事務作業補助者に委譲する病院も多い（**図5**）。

　電子カルテの導入によって「事務職員による事務作業の効率化」を達成した一方で、紙カルテよりも負担が増えてしまったと感じる医師が多いという側面があることは否めない。このような課題を解決するには音声認識なども1つの手だが、現時点での現実解はやはり医師事務作業補助者による代行入力である。一方で、入力業務を医師事務作業補助者に委譲することは「多忙な医師をサポートすることで入力機会が拡大し、これに伴うデータ量や品質の改善と、補助者が介在することによるデータ品質の低下の可能性は、いわば諸刃の剣」になるとの指摘もある。

　今後の電子カルテシステムの活用において、診療情報の「二次利用」の重要性がさらに高まっていくことは既に述べた。その普及において医師の入力負荷が大きな課題である以上、医療のIT化に医師事務作業補助者が果たす役割は極めて大きい。その意味でも、医師事務作業補助者が担う代行入力によってデータ品質が低下することのないような体制整備が急がれている。

●**参考文献**

1) 日本医療情報学会：電子カルテの定義に関する日本医療情報学会の見解(http://www.jami.jp/citizen/doc/eKarte.pdf) (access 2013.1.22).
2) 阿曽沼元博, 梅里良正, 開原成允, ほか：厚生労働科学研究費補助金(医療技術評価総合研究事業)「電子カルテシステムが医療及び医療機関に与える効果及び影響に関する研究」報告(http://www.mhlw.go.jp/shingi/2005/03/s0303-8a.html) (access 2013.1.22).
3) 厚生労働省：病院におけるIT導入に関する評価系(http://www.mhlw.go.jp/shingi/2010/01/dl/s0125-8m.pdf) (access 2013.1.22).
4) IT戦略本部：医療分野パイロット調査結果(http://www.kantei.go.jp/jp/singi/it2/iryou/dai6/siryou1.pdf) (access 2013.1.22).
5) 瀬戸僚馬, 津村　宏：医師が電子カルテ操作に費やす業務時間に関する調査. 医療情報学32(2)：59-63, 2012.
6) 瀬戸僚馬, 武藤正樹, 開原成允, ほか：医師事務作業補助者の業務と電子カルテ等への代行入力の現状. 医療情報学22(6)：265-272, 2011.
7) 木村映善：病院のIT推進の立場から見た医師事務作業補助者の活用. 医師事務作業補助マネジメントBOOK, pp59-63, 医学通信社, 東京, 2012.

CHAPTER 2

医療情報化の歴史

I　コンピュータの歴史

　米国アイオワ州立大学教授ジョン・V・アタナソフと大学院生クリフォード・ベリーによって、1937年から1942年にかけて開発された「ABCマシン」が世界最初の電気信号を用いた計算機とされている。当時は半導体などなく、約300本の真空管で構成され、ガウス消去法を用いて連立一次方程式を解くのが目的だった。その後、1946年には、ペンシルベニア大学のジョン・エッカートとジョン・モークリーが約18,000本の真空管を使用したENIAC(Electronics Numerical Integrator Computer)を開発した。重量は約30t、幅24m、高さ2.5m、奥行き0.9m、消費電力は140Kwという巨大なもので、プログラムは配線を変更して行い、ミサイルの弾道計算用に使用された。

　1955年には日本にもコンピュータが輸入され、東京証券取引所などに設置された。国産のコンピュータも開発され、主に科学者や技術者の計算ツールとして用いられていた。半導体技術の進歩に伴いコンピュータ技術も日進月歩で進み、1年ごとに2倍の性能となり、計算処理が飛躍的に向上した。また、その性能を活かした情報の蓄積や検索を行うデータベース技術も開発され、さまざまな産業分野で応用が始まった。

　1990年代になると、Windowsのような画面上に表示されたアイコンをクリックすることでコンピュータを操作するGUI(Graphical User Interface)により、操作性も一層向上した。また、インターネットに代表されるLAN(Local Area Network)技術も開発・標準化され、コンピュータ間の通信も容易に行えるようになった。

　医療診断は、患者から得られた情報と疾病のマッチングを行う情報処理の世界であるとの観点から、コンピュータ誕生の初期の頃から、コンピュータの医療への応用に向けた研究が開始された。

II　医療情報化の年代別変遷

　診療業務に関連した医療情報化の歴史を、年代別にまとめた。

1　1960年代

　1960年代から医療分野において診療報酬計算のコンピュータ化が始まった。各診療科から出された検査部門への検査依頼伝票、薬剤部門への処方せんなど各種伝票に、依頼された部門で実施情報を記載し、それらの伝票が医事課に集められて、医事課職員が手作業で診療報酬の計算を行っていた。診療報酬の計算は複雑なために、手計算で行うのは熟練者でもかなりの時間を要した。このため、診療報酬の

計算をコンピュータで行うことにより医事会計担当者の計算時間の短縮を目的として、医事会計システムが導入され始めた。この当時のコンピュータの性能は現在のコンピュータよりはるかに低かったので、医事会計システムには大型コンピュータが使用された。導入により医事会計の計算時間そのものの短縮はできたが、各種の伝票などから情報を手作業により医事会計システムへ入力するという新たな作業が医事担当者に必要となった。この結果、患者待ち時間を短縮するという患者サービスの点では効果がほとんどなかった(図6)。

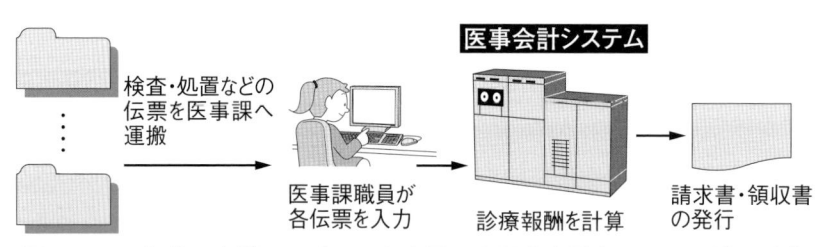

図6. 1960 年代：大型コンピュータを用いた医事会計システムの導入時代

2 1970 年代

1970 年代になると臨床検査部門、薬剤部門、放射線部門などで医療機器の制御や情報管理にコンピュータが使用され始めた。特に臨床検査部門では、生化学検査装置などの自動化が急速に進行した。検査機器の自動化により、検査依頼伝票に書かれた依頼情報(患者氏名や ID などを含む)を検査機器に入力する作業や、検査結果を印刷し診療科へ運搬する作業が新たに生じた。検査機器は独立して稼動していたので、依頼情報を各検査機器に各部門で入力する必要があった(図7)。

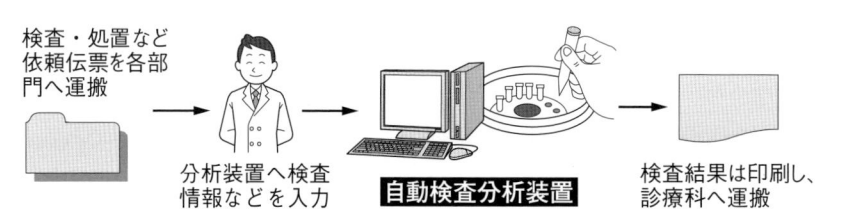

図7. 1970 年代：検査装置などの自動化(コンピュータ制御)の時代

3 1980 年代

1980 年代になるとネットワーク技術の急速な進歩により、病院内に電子計算機室を設置し、各検査科の自動検査装置のコンピュータと、各診療科に設置した端末コンピュータを接続してネットワークが構築された。いわゆるオーダリングシステム(またはオーダエントリシステム)の始まりである。これに伴い検査や処置の依頼を、依頼する診療科で直接入力し、各検査科へ伝達することが可能となった。依頼元で依頼内容を入力するため、これを発生源入力という。しかし、この時期のコンピュータのユーザインタフェースは CUI(Character-based User Interface)だったので、依頼の都度、依頼する内容をキー

ボードから文字列として入力する必要があり、依頼元の医師・看護師にとって大きな負担となるシステムだった。患者の検査待ち時間の短縮などの効果の一方で、医師が診察中に端末操作を行うため、患者を直接診察する時間が短くなったと指摘された。

さらに、コンピュータの記憶容量も大きくなく、検査結果はその都度印刷して、各診療科へ運搬する必要があった（**図 8**）。

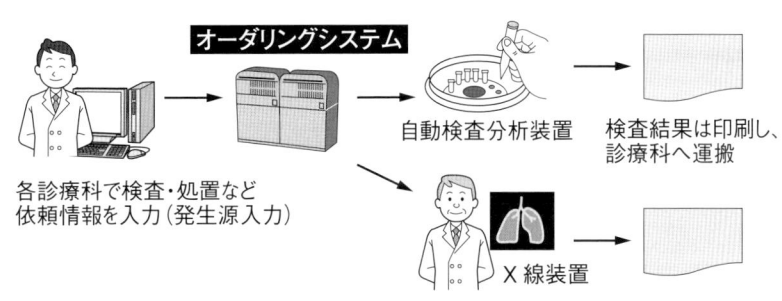

図 8. 1980 年代：オーダリングシステムの幕開け

④ 1990 年代

1990 年代に入ると、コンピュータの記憶容量の増大、計算能力の飛躍的な進歩、さらに現在の Windows に代表される GUI の登場で、アイコンをクリックするだけで各種操作ができるなど、ユーザインタフェースに画期的な改善がもたらされた。またネットワークに関しても伝送容量（一定時間に伝送できる情報量）が格段に向上し、しかも通信の国際規格に準拠した製品が多く出されるようになった。

その結果、オーダリングシステムも性能が向上し、単なる情報を伝達するだけのシステムではなく、

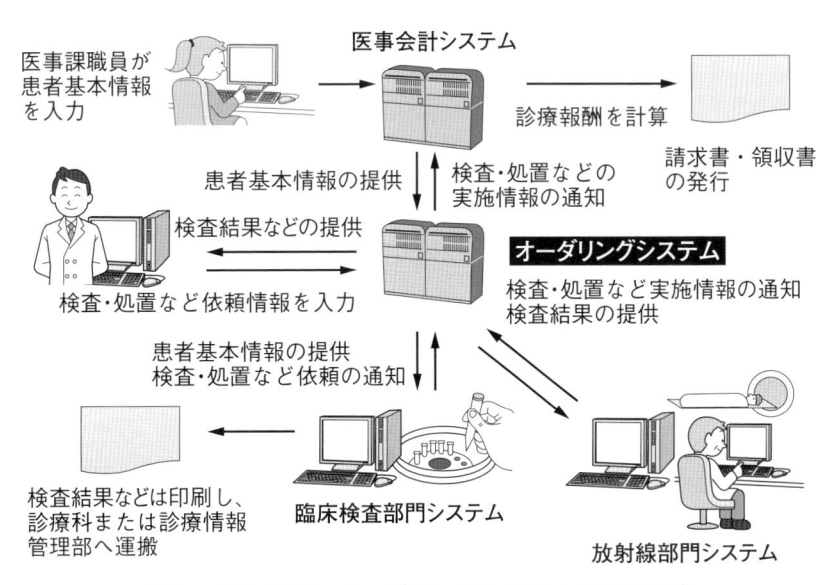

図 9. 1990 年代：オーダリングシステムの普及時代

各部門システム間で必要な情報伝達を中継するなど、次のような機能をもち始めた。

①医事会計システムに入力された患者基本情報を各部門システムへ提供

②数ヵ月分の検査結果の蓄積

③依頼元へ検査結果を直接提供（参照および印刷が可能）

　これらの機能により、各部門での患者待ち時間の短縮、情報入力の手間の削減などの利点が生まれ、オーダリングシステムが急速に普及することになった（図9）。

5 2000 年代

　1999 年に厚生省（当時）より診療録などを電子媒体で保存することを認める通知が出された。それまで紙の診療録をコンピュータで管理する研究が一部の大学病院や先進的な医療機関で行われていたが、これを実際に医療現場で使用することが可能となり、電子カルテシステムの開発が加速度的に進むことになった。

　オーダリングシステムは各部門間での依頼情報、実施情報や結果情報の伝達が主な役割であったが、電子カルテシステムでは患者の診療に用いた各部門システムの情報を長期にわたり蓄積できるばかりか、医師の診察所見や患者への問診結果など診療に使用したすべての情報の入力・蓄積・参照が可能となった。また、電子カルテシステムの端末さえあれば、どこからでもこれらの情報の参照が可能であるため、医療者間での患者情報の共有や、医療の質の向上、医療安全などへの貢献が期待されている。また、放射線画像も米国放射線学会と北米電子機器工業会が開発した医用画像のフォーマットと、それらの画像を扱う医用画像機器間の通信プロトコルを定義した DICOM（Digital Imaging and Communications in Medicine）が実質的な国際標準規格となり、その規格を採用している PACS（Picture Archiving and Communication System）も普及している（図10）。

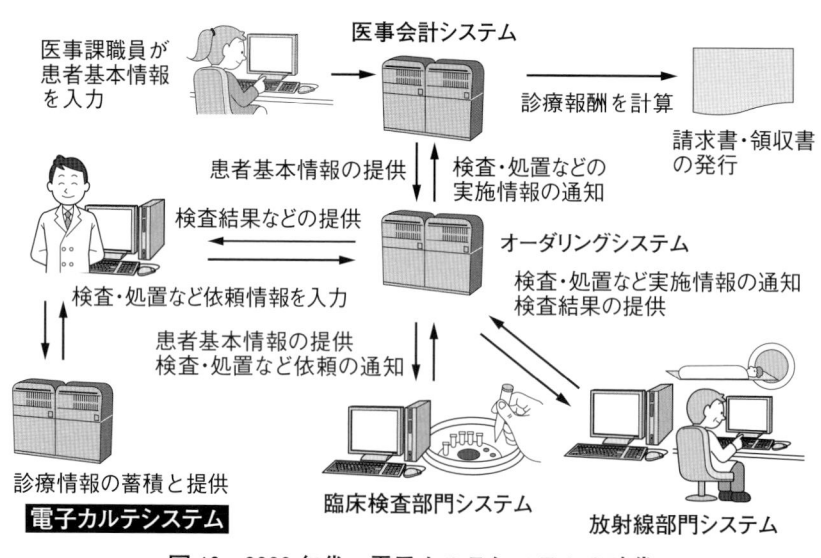

図 10. 2000 年代：電子カルテシステムの時代

6 2010 年代

　電子カルテシステムは、2000 年代後半から急速に普及しているが、元来、日々の診療業務を支援することを目的に設計されている。このため、病院経営や医療の質評価を行うためのデータの統計処理機能は有していないものが多い。

　近年は、電子カルテシステム導入と同時にデータウェアハウスを導入する病院が増えている。データウェアハウスは、電子カルテシステムなどに蓄積されたデータを時系列に整理してデータベース化し、その分析を行うシステムである。このデータウェアハウスを活用して医療情報を分析することで、病院経営の効率化や、医療の質の向上や医療安全に貢献することが期待されている。また、医療も一医療機関で完結するのではなく、医療機関ごとに、その特性に応じた機能分担が進んでおり、病院、診療所、薬局、訪問看護や介護など患者が住んでいる地域の施設や専門職種が連携して、患者の生活を支えていくことが重要になっている。このために患者情報を共有する地域医療福祉連携システムが開始されている(図 11)。

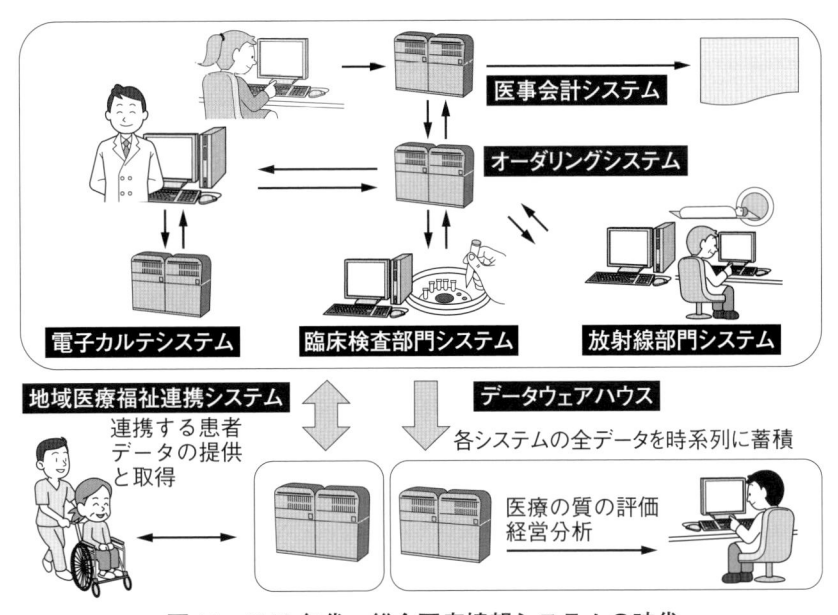

図 11. 2010 年代：総合医療情報システムの時代

●参考文献

1) 日本医療マネジメント学会(監修)：電子カルテシステムの普及に向けて. じほう, 東京, 2004.
2) 日本医療情報学会医療情報技師育成部会(編)：新版医療情報；医療情報システム編. 篠原出版新社, 東京, 2009.
3) 田中　博：電子カルテと IT 医療. エム・イー振興協会, 東京, 2001.
4) 高橋和榮：医療分野の電子化(http://tohoku-b.umin.ac.jp/data/16bukaizassi/16_page014.pdf)(access 2012.1.10).
5) 長谷川正志：医療情報の電子化と医療事務の今後. 豊橋創造大学短期大学部研究紀要 第 21 号, pp65-70, 2004.
6) 野津　勤：医療情報システムの展望. 横河技法 44(3)：124-126, 2000.
7) 松尾和洋：医療現場の情報化. 情報処理 46(1)：70-71, 2005.

　映画スタートレックでドクター・マッコイが使う「トライコーダ」をご存知だろうか。医療用のハンドヘルド・デバイスで、超音波や光などの各種センサと人工知能が組み合わされている。このトライコーダを患者に向けて全身をスキャンするだけで、数々の検査を実施し、検査結果や診断結果を通知する。ドクター・マッコイは、それらの診療情報をもとに最終決断をして治療を行うのである。これは映画の世界だが、2012年には15種類の病気が診断できるトライコーダが実際に試作されている。

　人工知能の概念は、コンピュータが開発されて間もない1947年に数学者アランチューリングが提唱し、1956年の世界最初の人工知能会議であるダートマス会議でマッカーシーにより"Artificial Intelligence（人工知能）"という言葉が初めて使われた。人工知能の医療応用では、1974年にスタンフォード大学の大学院生ショートリフが、感染症の診断と抗生剤投与の選択を支援するMYCINというシステムを開発した。これを境に医療分野での人工知能の研究が盛んになり、ピッツバーグ大学のメイヤーとポップルが内科学全般の診断を行うINTERNISTを開発するなど多くのシステムが開発された。日本でも多くの人工知能を応用した医療システムが開発された。津村が開発した頭痛を診断する問診型の医療診断支援システムDOCTORSもその1つである。DOCTORSで開発された人工知能の技術は、HELSMEKと呼ばれる健康診断システムに用いられ、現在もNTTテクノクロス社（旧：NTTアイティ社）から販売されている数少ない実用システムの1つである。HELSMEKはさまざまな専門領域の医師の知識をシステム化し、人間ドックの成績票の作成を自動化することで医師の診断の負担軽減を実現している。

　最近では、2011年に米国で人工知能Watsonが全米クイズ王に勝利した。Watsonは、問題文を解析し、さらに他の回答者の正誤から自分の回答を修正するという学習機能をもっている。また2012〜2015年に5回開催されたプロ棋士5人と人工知能5システムの団体戦（将棋電王戦という）では、第4回大会でコンピュータが4勝1敗、第5回大会ではプロ棋士が3勝2敗と互角の戦いをしている。さらに世界で最も難しいゲームといわれている囲碁の対戦（電聖戦という）では、2016年の大会で世界のトップ棋士である韓国のイ・セドルにAlphaGoという人工知能が4勝1敗で勝利した。

　また、近年の医療用センサ・デバイスの進歩は著しく、小型化、高性能化が日進月歩で進展している。これらの各種センサが測定した多種・多様な大規模データを単なる集計処理ではなく、総合的に知的に処理し新たな知識を発見する情報処理技術、これをデータマイニング（テキストのときはテキストマイニング）というが、コンピュータの記憶容量の増大や処理速度の向上とともに急速に進歩してきている。さらにディープラーニングという人工知能が自ら学習する機能の発展のおかげで音声認識、自然言語処理、画像認識などの精度が飛躍的に向上し、実際の製品に活かされ始めている。
　そろそろトライコーダの開発が現実味を帯びてきたといえる。

3 診療録電子化の歴史

I 診療録の記載

　診療録(カルテ)の記載は、1948 年に医師法および歯科医師法によって定められた。法的な診療録の記載の要件は、「診療を行ったときに遅滞なく記載すること」と「5 年間の保存義務」であり、「紙に書く」旨の規定はない。当時の常識としては、ワードプロセッサ(ワープロ)などの電子機器もなく、「診療録は紙に手書き」という概念が当たりまえであった。しかし、コンピュータなどの情報機器の登場に伴い、電子

表 4. 診療録の電子化に関係する各種通達などの履歴一覧

1988 年　5 月	厚生省通知	
	「診療録等の記載方法について」[1]	
1994 年　3 月	厚生省通知	
	「エックス線写真等の光磁気ディスク等への保存について」[2]	
1999 年　4 月	厚生省通知	
	「診療録等の電子媒体による保存について」[3]	
2001 年 12 月	厚生労働省公表	
	「保健医療分野の情報化にむけてのグランドデザイン─最終提言」[4]	
2002 年　3 月	厚生労働省通知	
	「診療録等の保存を行う場所について」[5]	
5 月	厚生労働省通知	
	「診療録等の外部保存に関するガイドライン」	
2004 年 12 月	成立(2005 年 4 月施行)内閣府	
	「民間事業者等が行う書面の保存等における情報通信の技術の利用に関する法律」[6]	
2005 年　3 月	厚生労働省令	
	「厚生労働省の所管する法令の規定に基づく民間事業者等が行う書面の保存等における情報通信の技術の利用に関する省令」[7]	
3 月	厚生労働省公表	
	「医療情報システムの安全管理に関するガイドライン」第 1 版[8]	
2006 年　1 月	内閣府高度情報通信ネットワーク社会推進戦略本部(IT 戦略本部)策定	
	「IT 新改革戦略」[9]	
4 月	厚生労働省令	
	「療養の給付、老人医療及び公費負担医療に関する費用の請求に関する省令の一部を改正する省令の施行について」	
2008 年　7 月	経済産業省告示	
	「医療情報を受託管理する情報処理事業者向けガイドライン」[10]	
2009 年　7 月	総務省公表	
	「ASP・SaaS 事業者が医療情報を取り扱う際の安全管理に関するガイドライン」[11]	
2010 年　2 月	厚生労働省公表	
	「医療情報システムの安全管理に関するガイドライン」第 4.1 版[12]	
2017 年　5 月	厚生労働省公表	
	「医療情報システムの安全管理に関するガイドライン」第 5 版[13]	

機器を用いた診療録の記述や保存の必要性が指摘され始めた。これに対応して厚生労働省は、法改正ではなく通知などによって段階的に電子機器の利用を認めてきている(**表4**)。

Ⅱ 診療録の電子化

診療録の電子化は、1988年にワープロなどいわゆるOA機器により、診療録を作成することが認められたことに始まる。現在までの電子化の歴史を、**表4**に沿って概論する。

1 診療録等の記載方法について

1988年5月6日厚生省(現在の厚生労働省)通知「診療録等の記載方法について」では、作成した医師、歯科医師または薬剤師の責任が明白であれば、ワードプロセッサなどいわゆるOA機器により作成できるとされた。つまり、診療録などを医師の直筆の手書きではなく、ワープロなどのOA機器を用いて作成し、印刷した用紙に署名もしくは捺印を行うことで診療録として保存してもよいとされた。但し、この時点では、ワープロ内への電子的な保存は不可であった。

2 エックス線写真等の光磁気ディスク等への保存について

1994年3月29日厚生省通知「エックス線写真等の光磁気ディスク等への保存について」によってX線写真などを電子的に保存することが可能になった。このための技術要件の1つとして、保存した医用画像情報を長期間にわたって再現できることとしている。この技術基準を満たす記録媒体として光磁気ディスクが候補となった。一般的な大容量の記憶装置としては、磁気テープや磁気ディスクが挙げられるが、これらの記録媒体は磁気(磁石)により情報の書き込み・読み出しを行っている。書き込みに磁気を用いることから、長期保存では他の電子機器が発生する磁気や、地磁気(地球の北極と南極を結ぶ磁気)の影響を受けて、記録した磁力が弱くなり読み出しが不可能になる可能性がある。一方、光磁気ディスクは、情報の書き込み時にはレーザ光線により記録媒体の盤面を熱してから磁気による書き込みを行う。読み出しはレーザ光線を当て、記憶されている磁気による反射光の偏光を計測して実行する。光磁気ディスクは、他の磁気の影響を受けることがなく長期保存が可能で、また、大容量の記録が可能なためX線写真などの電子情報の保存媒体として用いることになった。

3 診療録等の電子媒体による保存について

1999年4月22日厚生省健康政策局、医薬安全局および保険局の3局長連名で通知された「診療録等の電子媒体による保存について」によって、診療録などの医療情報をコンピュータへ電子保存することが可能となった。ここで法的に保存義務のある医療情報に対して、「真正性」「見読性」および「保存性」の3条件が確保されることが電子保存の条件とされた。この3条件については第4章で解説する。この通知に伴い、1994年の厚生省通知「エックス線写真等の光磁気ディスク等への保存について」は廃止された。また、同通知では、保存義務のあるすべての医療情報の電子媒体による保存を認めるのではなく、**表5**に示す通知で10の文書について電子媒体による保存が認められた。

表5. 厚生省通知の「診療録等の電子媒体による保存について」

1. 電子媒体による保存を認める文書等
   (1) 医師法(昭和23年法律第201号)第24条に規定されている診療録
   (2) 歯科医師法(昭和23年法律第202号)第23条に規定されている診療録
   (3) 保健婦助産婦看護婦法(昭和23年法律第203号)第42条に規定されている助産録
   (4) 医療法(昭和23年法律第205号)第21条、第22条及び第22条の2に規定されている診療に関する諸記録及び同法第22条及び第22条の2に規定されている病院の管理及び運営に関する諸記録
   (5) 歯科技工士法(昭和30年法律第168号)第19条に規定されている指示書
   (6) 薬剤師法(昭和35年法律第146号)第28条に規定されている調剤録
   (7) 救急救命士法(平成3年法律第36号)第46条に規定されている救急救命処置録
   (8) 保険医療機関及び保険医療養担当規則(昭和32年厚生省令第15号)第9条に規定されている診療録等
   (9) 保険薬局及び保険薬剤師療養担当規則(昭和32年厚生省令第16号)第6条に規定されている調剤録
   (10) 歯科衛生士法施行規則(平成元年厚生省令第46号)第18条に規定されている歯科衛生士の業務記録
2. 基準
   法令に保存義務が規定されている文書等に記録された情報(以下「保存義務のある情報」という。)を電子媒体に保存する場合は次の3条件を満たさなければならない。
   (1) 保存義務のある情報の真正性が確保されていること。
      ・故意または過失による虚偽入力、書換え、消去及び混同を防止すること。
      ・作成の責任の所在を明確にすること。
   (2) 保存義務のある情報の見読性が確保されていること。
      ・情報の内容を必要に応じて肉眼で見読可能な状態に容易にできること。
      ・情報の内容を必要に応じて直ちに書面に表示できること。
   (3) 保存義務のある情報の保存性が確保されていること。
      ・法令に定める保存期間内、復元可能な状態で保存すること。
3. 留意事項
   (1) 施設の管理者は運用管理規程を定め、これに従い実施すること。
   (2) 運用管理規程には以下の事項を定めること。
      ①運用管理を総括する組織・体制・設備に関する事項
      ②患者のプライバシー保護に関する事項
      ③その他適正な運用管理を行うために必要な事項
   (3) 保存されている情報の証拠能力・証明力については、平成8年の高度情報通信社会推進本部制度見直し作業部会報告書において説明されているので、これを参考とし十分留意すること。
   (4) 患者のプライバシー保護に十分留意すること。

■4 保健医療分野の情報化にむけてのグランドデザイン

2001年12月26日厚生労働省は、「保健医療分野の情報化にむけてのグランドデザイン—最終提言」を公表した。この中で「電子カルテシステムおよびレセプト電算処理システム導入の具体的数値目標」と「21世紀の医療の姿」が示された。具体的な数値目標は、**表6**のようになっている。この数値目標達成のために電子カルテシステム導入の補助金政策を実施した。数値目標のうち2004年度までに、全国の二次医療圏ごとに少なくとも1施設は電子カルテシステムの普及を図ることはほぼ達成できたが、他の目標は達成できなかった。しかし、厚生労働省が医療情報の電子化を強力に押し進めようとする姿勢は、

電子カルテで必要となるコード体系の整備や、医療情報伝送規約の標準化を急速に発展させることにつながった。

表6. 電子カルテシステムおよびレセプト電算処理システム導入の具体的数値目標

【電子カルテ】
  (1) 2004 年度まで：全国の二次医療圏ごとに少なくとも 1 施設に電子カルテシステムを普及
  (2) 2006 年度まで：全国の 400 床以上の病院の 6 割以上に普及、全診療所の 6 割以上に普及
【レセプト電算処理システム】
  (3) 2004 年度まで：全国の病院レセプトの 5 割以上に普及
  (4) 2006 年度まで：全国の病院レセプトの 7 割以上に普及

5 診療録等の保存を行う場所について

　2002 年 3 月 29 日厚生労働省通知「診療録等の保存を行う場所について」により、法的に保存義務のある診療録や診療に関する記録の外部保存についての基準が初めて明らかにされた。この通知までは、診療録の保存場所の明確な規定はなく、診療に用いることを前提とすれば、作成した医療機関が自らの責任でその医療機関内に保存することが一般的だった。もし診療録を外部に保存することができれば、医療機関は保存場所に苦慮しなくてもよくなり、スペースの有効活用ができるなどのメリットが生じる。紙の診療録は、運搬の必要があるため、受診の可能性のある患者の診療録を遠隔地に保管することは困難だが、法定保存期間を過ぎた診療録を遠隔保存することは可能である。一方、電子カルテでは、電子的にネットワークを通じて医療情報を転送するので、医療情報を蓄積したサーバ(ホストコンピュータ)が院外にあっても、診療時に必要な医療情報を院内へ転送することが可能である。但し、医療情報には患者のプライバシーが含まれることから、ネットワークからの情報漏えいや院外での管理などの問題から、外部保存の基準が定められた。また、外部保存の基準をより具体的に示すために、2002 年 5 月 31 日「診療録等の外部保存に関するガイドライン」が厚生労働省より通知された(**表7**)。

表7. 「診療録等の保存を行う場所について」に記載されている外部保存の基準

  1．電子媒体により外部保存を行う場合
    (1) 記録の真正性、見読性および保存性が確保されなければならないこと。
    (2) 電気通信回線を通じて外部保存を行う場合、情報処理機器が病院または診療所その他医療法人などが適切に管理する場所、行政機関などが開設したデータセンターなど、および医療機関などが民間事業者などとの契約に基づいて確保した安全な場所に置かれるものであること。
    (3) 患者のプライバシー保護に十分留意し、個人情報の保護が担保されること。
    (4) 外部保存は、診療録などの保存の義務を有する病院、診療所などの責任において行うこと。また、事故などが発生した場合の責任の所在を明確にしておくこと。
  2．紙媒体のままで外部保存を行う場合
    (1) 必要に応じて直ちに記録を利用できる体制を確保しておくこと。
    (2) 患者のプライバシー保護に十分留意し、個人情報の保護が担保されること。
    (3) 外部保存は、診療録などの保存の義務を有する病院、診療所などの責任において行うこと。また、事故などが発生した場合の責任の所在を明確にしておくこと。

6 民間事業者等が行う書面の保存等における情報通信の技術の利用に関する法律

2004 年 12 月 1 日に「民間事業者等が行う書面の保存等における情報通信の技術の利用に関する法律」（一般に e-文書法と呼ばれる）が成立し、2005 年 4 月 1 日から施行された。この法律は、商法、労働法などの各種法令により、民間企業が作成・保存することが義務づけられている文書・帳票類の電子的作成・交付・保存を一括して認めた法律である。e-文書法では、電子文書として作成された文書の保存だけでなく、紙で作成された書類をスキャナで読み込んだイメージファイルも一定の技術要件を満たせば原本とみなすことを認めている。さらに、署名捺印は電子署名でよいとされた。

7 厚生労働省の所管する法令の規定に基づく民間事業者等が行う書面の保存等における情報通信の技術の利用に関する省令

e-文書法を受けて、2005 年 3 月 25 日厚生労働省から、「厚生労働省の所管する法令の規定に基づく民間事業者等が行う書面の保存等における情報通信の技術の利用に関する省令」が出された（表 8）。この省令の中で、ほとんどの医療福祉関係文書の電子的作成・交付・保存が認められたが、表 9 に示す理由

表 8. 「厚生労働省の所管する法令の規定に基づく民間事業者等が行う書面の保存等における情報通信の技術の利用に関する省令」で追加された電子保存可能文書（2005 年 3 月 25 日）

（1）医療法　第 52 条の財産目録及び貸借対照表並びに損益計算書
（2）外国医師又は外国歯科医師が行う臨床修練に係る医師法第 17 条及び歯科医師法第 17 条の特例等に関する法律　第 11 条の診療録
（3）医療法施行規則　第 30 条の 23 第 1 及び第 2 の帳簿
（4）臨床検査技師、衛生検査技師等に関する法律施行規則　第 12 条の 3 の書類
（5）医療法　第 21 条第 1 項の記録
　　（医療法施行規則第 20 条第 10 号に規定する処方せんに限る。）
　　医療法　第 22 条の記録
　　（同条第 2 号に規定する診療に関する諸記録のうち医療法施行規則　第 21 条の 5 第 2 号に規定する処方せんに限る。）
　　医療法　第 22 条の 2 の記録
　　（同条第 3 号に規定する診療に関する諸記録のうち医療法施行規則　第 22 条の 3 第 2 号に処方せんに限る。）
（6）薬剤師法　第 27 条　処方せん
（7）保険薬局及び保険薬剤師療養担当規則　第 6 条　処方せん

表 9. 電子交付が認められていない 3 文書

（1）院外処方せん：無診察治療の防止をする必要があることなどから電磁的記録による作成を認めないこととし、電磁的形態としてスキャナ保存のみを認める。
（2）訪問看護指示書：患者による訪問看護事業所の自由な選択の保証の観点などから、電磁的記録による交付の対象としない。
（3）麻薬等の譲渡証：譲渡する際その場で現品と譲渡証内容を確認する必要があるため、電磁的記録による交付には馴染まず、対象としない。

により、①院外処方せん、②訪問看護指示書など、③麻薬等の譲渡証、の3文書については例外として、電子交付が認められていなかった。しかし2016年3月の省令改正により、処方せんの電子交付が可能となり、また訪問看護指示書も電子交付に関して診療報酬が認められるようになった。

⑧ 医療情報システムの安全管理に関するガイドライン

2005年3月、厚生労働省より「医療情報システムの安全管理に関するガイドライン」が公表された。このガイドラインで、これまでの医療情報の電子化に関する厚生労働省の各種通知・ガイドラインなどが、個人情報保護法とe-文書法へ対応した指針として統合的に再構成された。この結果、1999年の「診療録等の電子媒体による保存について」、2002年の「診療録等の保存を行う場所について」の通知が廃止された。このガイドラインの特徴は、病院、診療所、薬局、助産所などで、診療録などの電子保存にかかわる責任者が理解しやすいように、現状で選択可能な技術に具体的に言及している点である。すべての項目をA〜Dの4項目に分けて説明している（**表10**）。

技術的な記載の陳腐化を避けるためにガイドラインは定期的に内容が見直され、2019年1月現在では、2017年5月改訂の第5版が最新版となっている。例えば、第2版ではIT基盤の災害対策やサイバー攻撃などへの対応が追加され、第3版では無線LANやモバイル機器の利用が追加された。さらに、第4版では各省庁間のガイドラインとの整合性の修正やスキャナなどの技術要件の見直しが行われ、第4.1版では次項で解説するASPやSaaSに関する記載が追加された。第5版では、医療機関などを対象とするサイバー攻撃の多様化・巧妙化、地域医療連携や医療介護連携などの推進、IoTなどの新技術やサービスなどの普及、第4.2版の公表以降に追加された標準規格などへの対応、改正個人情報保護法への対応が行われている。

本ガイドラインは、医療情報システムの構築・管理・運営にあたって非常に有益であるが、利用する場合は最新の版であることに注意が必要である。

表10. 「医療情報システムの安全管理に関するガイドライン」の構成

A．制度上の要求事項
　　法律、通知、他の指針などを踏まえた要求事項を記載
B．考え方
　　要求事項の解説および原則的な対応について記載
C．最低限のガイドライン
　　Aの要求事項を満たすために必ず実施しなければならない事項を記載
D．推奨されるガイドライン
　　実施しなくてもよいが、説明責任の観点から実施することが望ましい対策を記載

⑨ IT 新改革戦略

2006年1月19日に内閣府高度情報通信ネットワーク社会推進戦略本部(IT戦略本部)より「IT新改革戦略」が策定され、その中の重点課題の1つとして、「ITによる医療の構造改革—レセプト完全オンライン化、生涯を通じた自らの健康管理—」が掲げられた。これを受けて、2006年4月10日厚生労働省令「療養の給付、老人医療及び公費負担医療に関する費用の請求に関する省令の一部を改正する省令の

施行について」が施行された。これにより医療機関(医科・歯科)、調剤薬局は、2011年度からはレセプトをオンラインで支払基金へ提出することが義務づけられた。オンライン化することの大きな利点は、①オンライン受付なので、深夜12時までレセプト受付時間の延長、②サービスとしてレセプトの事前チェックを提供し、レポート内容のミスを軽減、③搬送(窓口へ持参または送付)時の破損や紛失などの問題を解消し、セキュリティを確保したネットワーク回線を使用して安全に請求、の3点である(図12)。

しかし、政権交代後のパブリックコメントにより、オンラインのためのコンピュータの設置費用や運用管理の困難性が指摘され、2009年11月厚生労働省令「療養の給付及び公費負担医療に関する費用の請求に関する省令の一部を改正する省令」において、オンライン以外に電子媒体による提出も可能とされ、また、現に紙でレセプト提出を行っている医療機関は、オンラインレセプトは努力義務とされた。この結果、2015年5月現在の電子化率(施設数ベース)は病院99.4%、診療所89.5%、歯科83.2%、調剤薬局96.1%となっている。

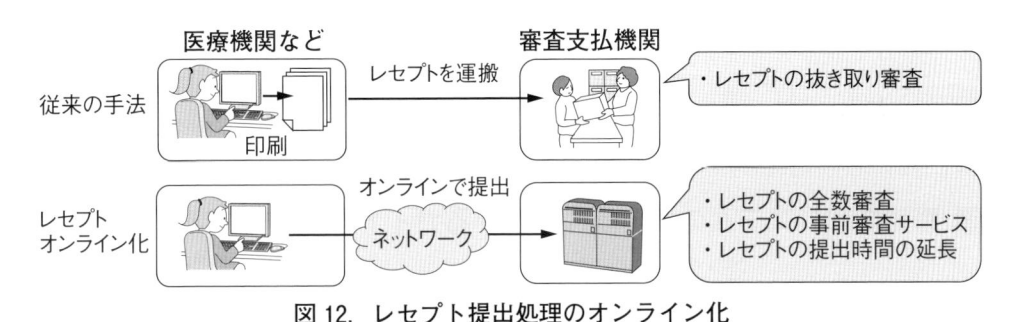

図12. レセプト提出処理のオンライン化

🔟 医療情報を受託管理する情報処理事業者向けガイドライン

2008年7月24日、経済産業省が「医療情報を受託管理する情報処理事業者向けガイドライン」を告示した。既存の情報セキュリティ対策に関する各種の規格(情報セキュリティマネジメントシステムに関するJIS Q 27001:2006など)は、広範な事業分野を対象としている。一方、医療分野は他分野と異なり患者の機微な個人情報を取り扱うにもかかわらず、臨床検査や電子カルテシステムなどの保守・運用などは外部業者へ委託されることも多く、さまざまな企業や人が関与している。そのために、事業者に対し安全基準の具体化および対策の深化を図る必要があり、このガイドラインでは「医療情報の外部委託」という事業特有の課題に配慮して、医療分野において情報セキュリティマネジメントシステムを実装するうえでのガイドラインが示されている。

1️⃣1️⃣ ASP・SaaS事業者が医療情報を取り扱う際の安全管理に関するガイドライン

2009年7月14日、総務省が「ASP・SaaS事業者が医療情報を取り扱う際の安全管理に関するガイドライン」を公表した。ASP(Application Service Provider)とは、インターネットを通じてシステムをサービスとして提供することをいう。従来は、システムを物として販売してきたが、ASPではサービスを販売する。SaaS(Software as a Service)とは、ソフトウェアの機能のうち、ユーザが必要とするサービスだけを利用できるようにしたものである。ユーザは、必要な機能のみを必要なときに利用でき、利

用した分だけの料金を支払うことになる。

　ASP・SaaS ユーザは、高価なサーバの購入は不要で、安価にシステムを利用できるだけでなく、メンテナンスにおいてもサーバがサービス事業者内にあるために、保守や更新などから解放されるというメリットがある。ASP と SaaS の違いは、ASP は一定の機能、記憶容量と処理性能を常時確保したサービスであるが、SaaS では必要なときに必要な機能、容量と性能を使用することができる。例えば、昼間は外来患者のために高い処理能力を確保し、夜間は入院患者のみなのでその人数に見合った処理能力にすることが可能で、その使用量に応じて料金を支払う。SaaS 提供会社は余った処理能力を、その時点で必要としている世界の他国の病院などへサービスを提供することが可能になる。

　大規模病院では、電子カルテシステムを自前で設置し、保守・運用を行う技術者を確保することが可能だが、小規模病院では自前で電子カルテシステムのサーバなどを管理する技術者を確保することはコスト的に割高になる可能性が大きい。また、診療所でレセプトオンラインのためにサーバを設置し、運用することはかなり困難である。このような背景から、ASP あるいは SaaS といったサービスを導入することで、病院も診療所も電子カルテシステムやレセプト処理システムの単なるユーザとなり、保守・運用から解放される。また、システムのバージョンアップなどに関しては ASP や SaaS 事業者が実施するため、病院・診療所は手間だけでなくコストも抑えることが可能になる。

🔢 医療情報システムの安全管理に関するガイドライン第 4.1 版

　2010 年 2 月厚生労働省が「医療情報システムの安全管理に関するガイドライン第 4.1 版」を公表し、電子カルテなどの診療情報の保存場所を下記のように改定した。
①病院、診療所、医療法人などが適切に管理する場所
②行政機関などが開設したデータセンターなど
③医療機関などが民間事業者などとの契約に基づいて確保した安全な場所

　この改定と 2008 年の経済産業省告示「医療情報を受託管理する情報処理事業者向けガイドライン」、2009 年総務省公表「ASP・SaaS 事業者が医療情報を取り扱う際の安全管理に関するガイドライン」により、医療機関に電子カルテのサーバを設置しない、クラウド型の電子カルテサービスが本格的に可能となった。今後、この分野の進展が期待されている。

🔢 医療情報システムの安全管理に関するガイドライン第 5 版

　2017 年 5 月に公表された「医療情報システムの安全管理に関するガイドライン第 5 版」は、2017 年 5 月から施行された改正個人情報保護法のもとで医療ビッグデータを蓄積し活用を推進するための対応や、多様化・巧妙化するサイバー攻撃への対応などを主としている。その中で、診療録の電子化に直接かかわる対応としては次の 2 点がある。
①厚生労働省標準規格への対応
　地域連携などでは、医療や福祉・介護施設間での情報の共有化、蓄積、解析、情報伝達などの場面においてシステムの相互運用性が重要である。このためには標準コードを使用してシステム構築を行うことが必要不可欠で、厚生労働省標準規格の採用を推奨している。

②医師事務作業補助者による代行入力への言及

　医師の事務作業の負担軽減を目的として医師事務作業補助者による電子カルテへの代行入力が可能となっているが、代行入力の場合は電子カルテが一定の経過時間後に自動確定を実施するのではなく、明示的に医師の確定操作が要求されることに言及している。

●参考文献

1) 総務省：医師法，電子政府の総合窓口イーガブ（http://law.e-gov.go.jp/htmldata/S23/S23HO201.html）．
2) 厚生省：診療録等の記載方法について（http://www1.mhlw.go.jp/houdou/1104/h0423-1_10.html）（1988.5）．
3) 厚生省：エックス線写真等の光磁気ディスク等への保存について（1994.3）．
4) 厚生省：診療録等の電子媒体による保存について（http://www.umin.ac.jp/jami/publication/H110422/）（1999.4）．
5) 厚生労働省保健医療情報システム検討会：保健医療分野の情報化にむけてのグランドデザイン―最終提言（http://www.mhlw.go.jp/shingi/0112/s1226-1a.html）（2001.12）．
6) 厚生労働省：診療録等の保存を行う場所について（http://www.medis.or.jp/2_kaihatu/denshi/file/140405-a.pdf）（2002.2）．
7) 厚生労働省：診療録等の外部保存に関するガイドライン（http://www.higashiyama.kyoto.med.or.jp/images/140613-d.pdf）（2002.5）．
8) 首相官邸：民間事業者等が行う書面の保存等における情報通信の技術の利用に関する法律（http://www.kantei.go.jp/jp/singi/it2/hourei/16-149gou/honbun.html）（2004.12）．
9) 厚生労働省：厚生労働省の所管する法令の規定に基づく民間事業者等が行う書面の保存等における情報通信の技術の利用に関する省令（http://law.e-gov.go.jp/htmldata/H17/H17F19001000044.html）（2005.3）．
10) 厚生労働省：医療情報システムの安全管理に関するガイドライン（http://www.mhlw.go.jp/shingi/2006/11/dl/s1108-2e1.pdf）（2005.3）．
11) 内閣府高度情報通信ネットワーク社会推進戦略本部：IT 新改革戦略（http://www.kantei.go.jp/jp/singi/it2/kettei/060119honbun.pdf）（2006.1）．
12) 厚生労働省：療養の給付等に関する請求省令の一部を改正する省令の施行（http://law.e-gov.go.jp/htmldata/S51/S51F03601000036.html）（2006.4）．
13) 経済産業省：医療情報を受託管理する情報処理事業者向けガイドライン（http://www.meti.go.jp/policy/it_policy/privacy/080724iryou-kokuzi.pdf）（2008.7）．
14) 総務省：ASP・SaaS 事業者が医療情報を取り扱う際の安全管理に関するガイドライン（http://www.soumu.go.jp/main_content/000166469.pdf）（2009.7）．
15) 厚生労働省：医療情報システムの安全管理に関するガイドライン第 4.1 版（http://www.mhlw.go.jp/shingi/2010/02/dl/s0202-4a.pdf）（2010.2）．
16) 厚生労働省：医療制度改革に関する情報；レセプトオンライン化に関するもの（http://www.mhlw.go.jp/bunya/shakaihosho/iryouseido01/info02g.html）（access 2013.1.10）．
17) 社会保険診療報酬支払基金：レセプト電算処理システム；オンライン請求（http://www.ssk.or.jp/rezept/online/index.html）（access 2013.1.10）．
18) 厚生労働省：「民間事業者等が行う書面の保存等における情報通信の技術の利用に関する法律等の施行等について」の一部改正について（https://secure.nippon-pa.org/mail/img/729.pdf）（2016.3.31）．
19) 厚生労働省：医療情報システムの安全管理に関するガイドライン第 5 版（https://www.mhlw.go.jp/file/05-Shingikai-12601000-Seisakutoukatsukan-Sanjikanshitsu_Shakaihoshoutantou/0000166260.pdf）（2017.5）．
20) 厚生労働省：「保健医療情報分野の標準規格（厚生労働省標準規格）について」の一部改正について（https://www.mhlw.go.jp/file/06-Seisakujouhou-10800000-Iseikyoku/0000208555.pdf）（2018.5.21）．

　電子カルテやオーダリングシステムでは、さまざまなシステムや装置を接続して情報を交換する。また、地域医療連携システムでも病院と診療所など施設間での情報交換が必要となる。人と人の間で情報交換する場合も、会話で行うか、筆談かなどの手段の違いとともに、日本語、英語、フランス語など何語を使うのかなど互いに決めておかないと情報交換ができない。このような取り決めを行うことを**標準化**という。

　情報システムにかかわる基盤的な標準化は、装置やシステムを接続するコネクタの形状や電気信号の規格など**ハード・インタフェース**である。システム同士を接続する LAN のインタフェース RJ45、システムと検査機器・測定装置を接続する RS-232C、コンピュータに周辺機器を接続する USB などがある。これらの規格は、電気通信の国際標準規格として ISO（国際標準化機構）、IEEE（国際電気電子学会）などの組織が制定している。

　これらのハード・インタフェースのうえで、医療情報を交換する**ソフトウェア・インタフェース**が必要である。まず**医療情報交換規約（これをプロトコルという）の標準化**がある。情報提供依頼をするときに依頼情報として何を送るか、その結果情報としてどのような形式で情報を受け取るかなどを決めておく必要がある。この標準化の代表が米国で開発された HL7 である。HL7 Ver2.5 は ISO の国際標準規格となり日本でも使用され始めている。

　次に情報交換規約の中で使用する検査項目、医薬品、疾病などの**用語を標準化し標準コードを割りつける**必要がある。例えば、あるシステムでは「糖尿病」、他のシステムでは「DM」と記載されていて、それを情報交換したとしてもシステムは同じものとしては扱うことができない。このために標準コードが必要である。この標準コード作成のときに医療関係は注意が必要である。一般商品のコードはコード化された商品が市場からなくなった場合、そのコードを他の商品に再利用できる。しかし、医療でコードを再利用すると電子カルテに記載されている情報が表示された時期によって異なるという問題が生じる。さらに医薬品などでは 1 錠の中の成分の用量や包装の単位もコード化の対象にする必要がある。これらを前提として医薬品には HOT コード、検査項目には JLAC10、疾病名には ICD-10、看護用語には看護実践用語標準マスターなどが開発され、その多くは MEDIS-DC（財団法人医療情報システム開発センター）から公開されている。

　次に X 線画像、CT 画像などの静止画、心エコー画像などの動画像、心電図、脳波などの波形データなどの**医療データの標準化**が必要である。DICOM（Digital Imaging and COmmunication in Medicine）は米国放射線学会と北米電子機器工業会が開発した医用画像の蓄積と伝送の標準規格である。医療関係の画像・波形を扱う装置のほとんどがこの標準規格を採用している事実上の国際標準規格である。

I　電子カルテの3条件

1　3条件とは

第3章でも触れたように、電子カルテシステムの構築・運営・管理に関するガイドラインは、2005年発表(最新版は2017年の第5版)の「医療情報システムの安全管理に関するガイドライン」に記載されている。この中で中心となる考えは、法令に保存義務が規定されている文書などに記録された情報(以下「保存義務のある情報」という)を、電子媒体に保存する場合に満たさなければならない条件として、1999年の「診療録等の電子媒体による保存について」で示された「真正性」「見読性」「保存性」の3条件が受け継がれている点である。

真正性とは、「故意、過失による虚偽入力、書き換え、消去、混同を防止すること」と「作成者の責任の所在を明確にすること」である。見読性とは、「情報の内容を必要に応じて肉眼で見読可能な状態に容易にできること」と「情報の内容を必要に応じて直ちに書面に表示できること」をいう。保存性とは、「法令に定める保存期間内、復元可能な状態で保存すること」を指す(表11)。

表11.　電子カルテの3条件

> [真正性]
> ・故意、過失による虚偽入力、書き換え、消去、混同を防止すること。
> ・作成者の責任の所在を明確にすること。
> [見読性]
> ・情報の内容を必要に応じて肉眼で見読可能な状態に容易にできること。
> ・情報の内容を必要に応じて直ちに書面に表示できること。
> [保存性]
> ・法令に定める保存期間内、復元可能な状態で保存すること。

2　3条件の留意事項

「診療録等の電子媒体による保存について」の通知では、これらの3条件には、具体的な技術基準が示されていない。各施設の状況や技術の進歩に応じてさまざまな選択肢が存在するために、各施設が自己責任において決定することが原則とされた。3条件の実施にあたっての留意事項では、「施設管理者は運用管理規程を定め、これに従い実施すること」とされている。いくら技術的に優れた電子カルテシステムを導入しても、運用管理が適切でない場合は、真正性・見読性・保存性が担保できない。導入する電子カルテシステム(技術)と、それを運用する管理規程を組み合わせて3条件を担保することが求められて

いる。また、運用管理規程には、「運用管理を統括する組織・体制・設備に関する事項」「患者のプライバシー保護に関する事項」「その他適正な運用管理を行うために必要な事項」を盛り込むことが求められている（**表12**）。

　しかしながら「診療録等の電子媒体による保存について」の通知では、技術基準が明示されていないため、電子カルテを導入する病院、あるいは電子カルテを開発する企業において、どのように3条件を満たすのか戸惑いがあった。このため、2005年の「医療情報システムの安全管理に関するガイドライン」では、さらに現状で選択可能な技術にも具体的に言及している。

表12.　電子カルテの3条件の留意事項

- 施設管理者は運用管理規程を定め、これに従い実施すること。
- 運用管理規程には以下の事項を定めること。
  - ・運用管理を統括する組織・体制・設備に関する事項
  - ・患者のプライバシー保護に関する事項
  - ・その他適正な運用管理を行うために必要な事項
- 保存されている情報の証拠能力・証明力に十分留意すること。
- 患者のプライバシー保護に十分留意すること。

3　3条件実施の自己責任

　電子カルテの3条件の実施は、施設の自己責任で実施することとされている。自己責任とは、説明責任、管理責任、結果責任の3つを指す。

　説明責任とは、電子カルテを導入している場合、どういう方法によって真正性・見読性・保存性を担保しているのか、第三者つまり患者に対して説明する責任を指す。このためにほとんどの病院では、3条件を担保する方法について説明した資料を掲示している。

　管理責任とは、3条件を満足する電子カルテの運用管理規程を制定し、その運用管理規程に従い組織・体制・設備の適切な運用管理を実施する責任を指す。

　結果責任とは、施設で取り決めた運用管理規程や、導入した電子カルテシステムの技術が後になって、「診療録等の電子媒体による保存について」の通知が示す電子保存のための条件を満たしていない、あるいは方法が適切に運用管理できていなかったことにより第三者へ損失を与えた場合には、施設がその責任を負うことを指す（**表13**）。

表13.　電子カルテの3条件実施の自己責任

1. 説明責任
   - ・どういう方法によって「3条件」を満たしているか、第三者にわかるように示す。
2. 管理責任
   - ・各施設が決めた方法が実行できるように運用管理を行う。
   - ・運用管理規程の制定
3. 結果責任
   - ・各施設で取り決めた方法が後になって、通知が示す電子保存のための条件を満たしていない、あるいは方法が適切に運用できていなかったことで第三者へ損失を与えた場合の責任を負う。

Ⅱ 真正性とは

真正性とは、「保存義務のある情報作成の責任の所在を明確にすること」と「故意または過失による虚偽入力、書き換え、消去および混同を防止すること」を担保することである（**図 13**）。このために以下のような対策が必要となる。

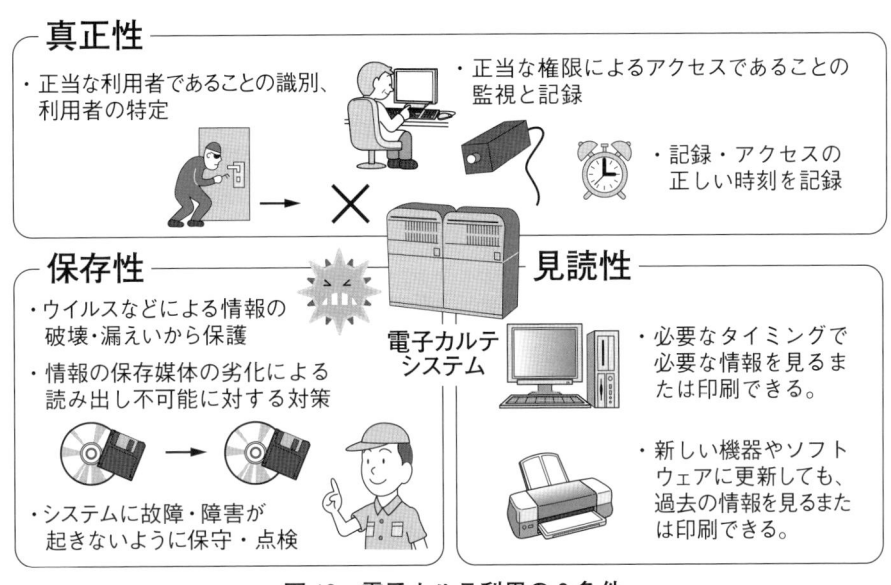

図 13. 電子カルテ利用の3条件

1 作成責任者の識別と認証

電子カルテは、医師、看護師、薬剤師、事務職員など利用者の権限に応じて操作（情報の記入・参照、参照不能など）することが可能である。このために利用者個々に利用者 ID を発行し、電子カルテ使用時にはその利用者 ID で本人であることを識別し、パスワードや指紋により確実に本人であることを確認する個人認証を実施している。また「医療情報システムの安全管理に関するガイドライン第5版」では、IC カードとパスワード、指紋とパスワードなどのように2種類の要素を使用して個人認証を行う2要素認証方式を今後10年間で標準実装することにしている。

2 確定操作の記録

紙の診療録は、ペンやインクで記述され、訂正する場合には二重線を引き、かつ誰が修正を行ったのか署名を残す必要がある。電子カルテでは、作成責任者が入力確認の完了後、速やかに確定操作を行う。確定操作が行われない場合には、通常、深夜に自動的に確定されるような仕組みが組み込まれている。確定操作では、操作を行った作成責任者の ID とタイムスタンプが記録される。確定操作後の修正は、紙カルテと同様に修正した場所が一目瞭然にわかるような仕組みが組み込まれていて、また修正前の情報と、修正時刻、修正者の表示ができるようにすることで、安易に書き換えることができないようになっ

ている。

③ 更新履歴の保存と管理

どの利用者がいつ、どの情報を操作したかの履歴をサーバに残し、管理することも真正性を担保する要件となる。また、システム管理者は、更新履歴ファイルを日々検査し、不正なアクセスなどがないか管理する必要がある。

④ システムの管理

電子カルテシステムの起動やメインテナンスは管理者権限をもった管理者のみが行う。特に、メンテナンスを業者委託している場合には、委託業者の作業者ごとにユーザ ID を管理し、病院の専任職員がその利用履歴を管理する。また電子カルテのサーバは施錠されたコンピュータルームに設置し、部外者の操作を回避しなければならない。

⑤ 過失による虚偽入力、書き換え、消去、混同の防止

過失による虚偽入力、書き換え、消去、混同には、3 つの原因が考えられる。

ａ．単純な入力ミス、誤った思い込み、情報の取り違えに起因

単純な入力ミス、誤った思い込み、情報の取り違えなどによって生じる虚偽入力、書き換え、消去を防止するために、項目によって管理者権限、医師権限などがなければ入力・修正できない仕組みを導入する。また、患者の混同を防止する目的で、受付画面に受付順に患者 ID・患者名・生年月日・年齢・性別とともに、各患者の「診察終了」「会計終了」などの進行状況が把握できるような表示をすることで患者選択の間違いを防止できる。さらに、確定操作を行う前に、内容を十分に確認することを運用管理規程などで定めることも対策として有用である。

ｂ．使用する機器、ソフトウェアに起因

使用する機器、ソフトウェアに起因する虚偽入力、書き換え、消去、混同は、不適切な機器・ソフトウェアの使用によって発生する可能性がある。特に、接続している機器を交換した場合、ソフトウェアのバージョンアップを行った場合に生じやすい。このため、機器やソフトウェアの導入および更新に際しては、医療機関が自らその品質管理を十分に行うことが重要である。

ｃ．悪意をもった第三者に起因

悪意のある第三者による故意の虚偽入力、書き換え、消去、混同に対しては、ユーザ情報の管理を徹底することと、更新履歴などのアクセスログを解析して早期に不正を発見し対策を講じることが重要である。

Ⅲ　見読性とは

見読性とは、電子媒体に保存された内容を必要に応じて肉眼で見読可能な状態に容易にできることを指す。例えば、診察や患者への説明時には、その必要があるときに直ちに保存された情報を電子カルテ

の端末で見ることが要求される(図13)。一方、訴訟などでは、過去の情報を月単位で期間的余裕をもって、しかも印刷して提供する必要がある。このためには以下の2点が重要になる。

1 情報の所在管理

医療情報はすべてが電子カルテのサーバに管理されるわけではない。例えば、放射線部門で撮影された医用画像情報はPACS(第8章参照)で管理され、電子カルテでは読影報告書が管理される。また、すべての医療機関で全情報が電子化されているわけではなく、診療情報提供書や紹介状などは紙が使われている。これらの原本情報と電子カルテ内の患者情報が常に引き出せるような所在管理が必要になる。

2 見読化手段の管理

保存されている情報は、保存した時点で使用していた電子カルテシステムでは許可されたユーザID で見読することや、処方せんなどを印刷することが可能である。しかし、故障などにより機器の交換を行うと、電子カルテシステムを構築した時点で使用していたハードウェアやソフトウェアはバージョンアップされており、同じメーカ製でももとのデータを見ることも、印刷することもできなくなる可能性がある。このようなことが起きないように、予備機器の管理やソフトウェアのバージョン管理を行う必要がある。

Ⅳ 保存性とは

保存性とは、記録された情報が、法令などで定められた期間、真正性を保ち、見読可能な状態で保存されることを指す(図13)。このために以下のような対策が必要となる。

1 記録媒体の劣化による読み取り不能(不完全な読み取り)

電子カルテシステムに記憶されている情報は、定期的にバックアップが取られ保存されている。バックアップには磁気記録媒体が用いられることが多く、地磁気や周辺機器の磁気の影響を受けて、必要なときに一部分が読み取れないということが発生する可能性がある。対策として、記録媒体が劣化する前に情報を新たな記録媒体に複写する。また、今後は半導体ディスクの使用にも注意が必要である。半導体ディスクは寿命があり、数十万回の読み書きを実施すると急速に記録媒体が劣化し、読み書きができなくなる。このため、定期的なメンテナンスを行う必要がある。

2 ウイルスや不適切なソフトウェアなどによる情報の破壊、消去、混同

電子カルテシステムがウイルスに感染したり、利用者によって不適切なソフトウェアがインストールされたりして情報の破壊、消去、混同が起きる場合がある。対策として、運用管理規程において、業務用に認められた機器以外の接続、あるいは業務用のソフトウェア以外のインストールを禁止することが重要である。また、ウイルス対策ソフトウェアの導入も有効だが、ウイルスパターンファイルの更新は情報システム部門で十分な動作確認の後に実施しないと、電子カルテシステムが動作しなくなることも

あるので注意が必要である。

3 業務継続の計画不備による媒体・機器・ソフトウェアの整合性不備

電子カルテシステムは、同じシステムを継続して使用することは不可能で、ある時点でハードウェアもソフトウェアも新たなものに更新する必要がある。このときにマスターデータベースや患者情報など、以前のシステムで蓄積した情報も新システムへ完全に移行する。このためには、システム導入時点で将来も含めた業務計画を作成しておく、特にシステム導入時にデータ移行に関する情報開示をベンダーとの契約条項に入れておくことが大切である。

●参考文献

1) 厚生労働省：診療録等の電子媒体による保存について（http://www1.mhlw.go.jp/houdou/1104/h0423-1_10.html）（1999年4月）.
2) 厚生労働省：医療情報システムを安全に管理するために（http://www.mhlw.go.jp/shingi/2009/03/dl/s0301-6b.pdf）（2009年3月）.
3) 日本医療情報学会医療情報技師育成部会（編）：新版医療情報；医療情報システム編. 篠原出版新社, 東京, 2009.

●column　セキュリティと保全性を高める秘密分散記憶方式

　銀行や保険会社などでは、遠隔地に同じコンピュータシステムを設置し、相互に情報を転送して、万一災害が起きても一方のシステムでサービスを継続できるようにしている。この方式の問題点は、記憶容量がシステムの台数分必要であること、また1ヵ所のシステムに侵入されたらすべての情報が洩れてしまうことである。

　そこで近年開発されたのが、**秘密分散記憶方式**である。その原理は非常に単純である。

　例えば、患者番号12345を秘密にしたいデータだとする。簡単にするために一次関数 $y=a*X+b$ を考えて、例えば $a=3333$ とし、bは秘密にしたいデータ（b=12345）を入れる。すると $y=3333*X+12345$ となる。そこで福岡に設置したサーバを1として、X=1を代入すると $y=15678$ となり、福岡のサーバに15678を記憶させる。もし福岡のサーバからデータが漏えいしたとしても、式は $15678=a*X+b$ となり、X=1を代入して $15678=a+b$ となる。aとbの組み合わせは無限大にあり、秘密のデータ解読は不可能である。

　ここで大阪に設置したサーバを2としてX=2を代入すると $y=19011$ となり、大阪のサーバには19011を記憶させる。

　秘密のデータを得たい正当な権利のある人は、福岡のサーバにアクセスし記憶されている15678から式 $15678=a+b$ 作成する。また大阪のサーバにアクセスし記憶されている19011から式 $19011=a*2+b$ を得る。この2つの式を計算すると秘密のデータ $b=12345$ を得ることができる。福岡のサーバにも大阪のサーバにも秘密のデータは保存されていない。両方のサーバからデータを読み出さない限り秘密のデータを求めることは不可能である。

　上記の例は一次関数だが、二次関数だと3ヵ所のサーバ、三次関数だと4ヵ所のサーバからデータを得る必要があり、それだけ高いセキュリティを実現できる。

　さらに本方式の利点は、東京に設置したサーバを3としてX=3を代入すると $y=22344$ となり、東京のサーバに22344を記憶する。福岡、大阪、東京の3つのサーバのうち2つのサーバから記憶されている値を得ることで秘密のデータが解読できる。つまり、どこかのサーバ設置場所で災害が起きたとしても、他のサーバからデータが復元できるという保存性も向上させることが可能である。既に、この方式はクラウドコンピュータ時代の新しいセキュリティ技術として実用化が始まっている。

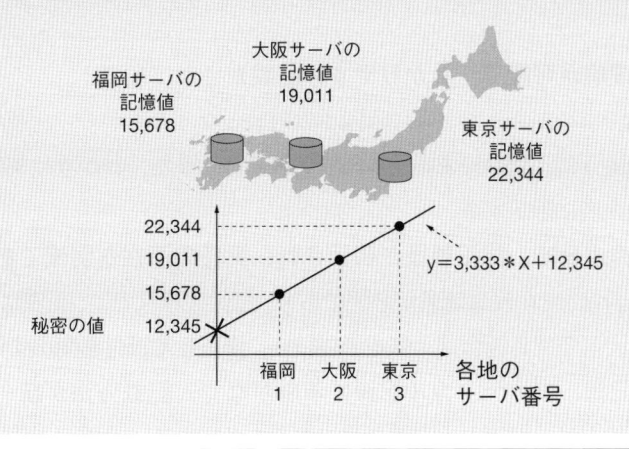

CHAPTER 5 カルテ記載

I チーム医療に求められるカルテとは

　診療録は、医師や医療スタッフの個人的なメモや備忘録ではなく、公的な文書である。医師法には「医師は、診療をしたときは、遅滞なく診療に関する事項を診療録に記載しなければならない(第24条)」と規定されており、医療法施行規則(第20条の10)にも、「過去2年間の病院日誌、各科診療日誌、処方せん、手術記録、看護記録、検査所見記録、エックス線写真、入院患者及び外来患者の数を明らかにする帳簿並びに入院診療計画書」については記録を残すように明記されている。

　従来の診療録は、記載方法も統一されておらず、記載も日本語にドイツ語や英語が混在していた。また、手書きの文字はくせ字も多く、他者には判読が困難な例もみられた。診療録は医師の個人的な備忘録、秘密の文書といったイメージが強く、訴訟以外で患者・家族に開示されることはほとんどなかった。1990年代に入り、わが国においても「自身の病気について知り、自らの判断で治療を選択したい」との患者の権利意識の高まりから、診療情報の開示を求める機運が拡がった。医療者側にもインフォームド・コンセント(説明と同意)の理念に基づく医療を進めていくためには、患者に対し積極的に診療情報を提供する必要があった。そのような状況の中、国も情報公開や個人情報保護などの法整備を進め、2003年に患者の知る権利や自己決定権の保障などを目的に、厚生労働省から「診療情報の提供等に関する指針」が発表された。指針により、さらなる情報の共有化による医療の質の向上、医療の透明性の確保が図られることになった。

　現在のチーム医療においては、それぞれの専門性をもつ多くのスタッフが連携し、患者を中心に結びついている。「カルテ」に一元管理された患者情報を共有することで、より一層、正確で迅速な診療が可能となる。チーム医療に求められる理想的な診療録(以下、カルテ)として、以下の要件が挙げられる。

1. 患者・家族にも理解が可能で、わかりやすい記載がされている。

　カルテは患者・家族の求めがあったときには開示の対象となることから、記載にあたっては医療者以外の者でも判読可能なように、読みやすい日本語で記載する。また、わかりやすい表現を心がける。外国語の使用は、病名や人名に限定する。

2. 作成責任者名、作成日時、修正履歴が明示され、責任の所在が明確である。

　カルテに記載した場合は、その度に署名が必要である。日付は忘れずに、正確に記載する(日付は、年/月/日の順に記載する)。訂正する場合は、修正者(署名)、修正した日付を明示する。

3. 医師記録、看護記録、コメディカル記録に矛盾がなく、記載方法が統一されている。

　診療の目的は、患者の心身・健康上の問題を解決することにある。診療の過程では、患者の抱える問

題点を整理し、問題解決に向けて論理を組み立てていく作業が進められる。このためには、医師をはじめ診療に携わるすべてのスタッフには、問題点を共通認識することが求められ、記録も統一した方法を用いる必要がある。診療という問題解決のプロセスを簡潔、明瞭に記載する方法として、問題指向型診療記録(POMR)(次頁参照)が推奨される。

4．論理的な記載がされており、研究、教育にも利用が可能である。

カルテは研究・教育のためのデータベースとしても高い価値がある。例えば、キーワード検索により症例を収集し、検査結果や治療の有効性について分析や評価を行うことで、新たな臨床研究が可能となる。また、近年では根拠に基づいた医療(Evidence-Based Medicine；EBM)の提供が求められており、記載にあたっても医学的な観点から論理的、科学的な記載が必要である。

5．診療情報が一元管理され、医療者間での共有が容易である。

医療機関には医師、看護師だけではなく、薬剤師、診療放射線技師、臨床検査技師などコメディカルスタッフと呼ばれる多くの職員が勤めている。これらの職種により診療の際に発生する患者の情報のすべてをまとめたものがカルテであり、円滑なチーム医療のためには医療者間での診療情報の共有が不可欠である。

6．個人情報の管理、情報の漏えい対策がなされている。

IT化により、迅速かつ大量の情報伝達が可能になり、利用者の利便性は向上するが、情報の漏えいと表裏一体である点に注意する。チーム医療においては、患者の個人情報を保護しながら、必要な情報をスタッフに伝達することが求められる。さらに、診療情報の漏えい対策としてスタッフのモラルの教育とともに、カルテの技術面、物理面でのセキュリティ対策(第9章参照)を講じる必要がある。

7．記録の欠落や散逸がなく、長期間の保存が可能である。

カルテの法定保存期間は5年である。しかし、医療事故に伴う法的責任を考慮すると、5年間の保存期間では不十分である。法的責任には、刑事上と民事上の責任がある。刑事責任上の業務上過失致死傷罪(刑法211条)の場合、公訴の時効は10年である。一方、民事責任上の債務不履行の場合の時効は10年(民法167条)、不法行為の場合は、「損害および加害者を知ったときより3年、不法行為があったときから20年経過すれば時効が成立する(民法724条)」とされている。カルテは、法廷の場では唯一の客観的証拠となるものであり、最低でも20年の保存が望まれる。

電子カルテは、「真正性」「見読性」「保存性」を必須条件(第4章参照)としており、紙のカルテに代わる「理想的なカルテ」として期待される(図14)。しかし、運用方法によっては医師をはじめ入力者の業務負担増や、患者待ち時間の超過などの弊害も生じかねない(第1章参照)。さらに、記載方法や管理に関しても人的な運用面での規程が重要で、電子カルテはあくまでも理想的なカルテを作成するためのツールの1つと考えたい。

Ⅱ　POMRとは

問題指向型診療記録(Problem Oriented Medical Record；POMR)とは、問題指向型システム

外来　内科　　患者ID　1□5□3　　患者氏名　○沢○江　女　　昭和□年□月□日生

カルテ日付：○田○○子　H25/1/16　10：03：15
確認医　中村雅彦　最終更新：中村雅彦　H25/1/16　10：32：56

【主訴】発熱、咳嗽、**貧血精査**

【現病歴】
1週間程前に孫がマイコプラズマ肺炎に罹患し入院した。その頃から、激しい咳嗽が
出現し、白色痰もみられるようになった。38℃台の発熱と、食欲低下のため、本日、
○○医院を受診し血液検査、胸部X線検査から肺炎が疑われ紹介受診となった。

【既往歴】
糖尿病、高血圧（平成22年から内服治療）
貧血（一昨年、他院に精査のため入院したが原因不明。最近、増悪あり精査依頼あり）
アレルギー歴なし

【生活歴】
日常生活自立、飲酒：ビール500 ml/日、喫煙：なし

【内服薬】
アマリール（3 mg）2錠　分2、メチコバール（500 μg）2錠　分2、アーチスト（10 mg）1
錠　分1、コディオ配合錠EX 1錠　分1

【現症】
体温38.2℃、脈拍94/分、血圧128/62、SpO_2 92％
意識清明、結膜貧血（＋）、咽頭発赤（－）、扁桃肥大（－）、頸部リンパ節腫脹（－）
胸部：心雑音（－）、両側肺野に湿性ラ音（＋）
（○○医院からのデータ）
血液検査：WBC 9,700、CRP 8.2、BS 136、HbA_{1c} 6.4、Hb 7.7（MCV 93.8、MCH 30.7、
MCHC 32.7）
胸部X線検査：右下肺野に浸潤影あり

【プロブレムリスト】
＃1肺炎
　　A）家族歴からマイコプラズマ肺炎を疑う。
　　P）マイコプラズマ迅速検査、胸部CT検査、抗生剤投与、補液
＃2糖尿病、＃3高血圧
　　A）コントロール良好
　　P）内服継続
＃4貧血
　　A）Hb7.7で徐々に悪化している。正球性、正色素性貧血。悪性病変のスクリーニ
　　　　ングも行う。
　　P）採血（血液像、腫瘍マーカー）、腹部CT検査、上部および下部内視鏡検査

図14. 電子カルテによる記載例

❶医師事務作業補助者の○田○○子が、平成25年1月16日の10時3分に、カルテ入力をした
（医師の診察に先立ち、紹介状の内容を事前に入力している）ことが示されている。診察をした
医師の中村雅彦が、29分後の10時32分に記録を修正し、追加入力（**太字**）したことが履歴と
して示されている。
❷POMRに従い、初診時の基礎データ（主訴、現病歴、既往歴、生活歴、内服薬、現症）が、わか
りやすい日本語で入力されている。
❸診察結果に基づき4つのプロブレム（肺炎、糖尿病、高血圧、貧血）がリストアップされ、初期
診療計画が立案されている。

（Problem Oriented System；POS）に基づき、患者がもっている医療上の個々の問題に焦点を合わせて、その解決を目指すために考案されたカルテの記載方法である。1968年にアメリカのL. L. Weedによって提唱された。

　診療の目的は、患者の心身・健康上の問題を解決することにある。そのためには、医師をはじめ診療に携わるすべてのスタッフは、患者の抱える問題点を共通認識する必要があり、カルテの記載にあたっても共通の形式や方法を用いる必要がある。診察により患者の症状、所見、検査結果が収集され分析が行われ、問題点が抽出される（図15）。カルテには分析の対象となった診療情報が何であったか、さらにその分析・評価から診断に至った論理過程についての記載が求められる。POMRはこの目的に合致した理想的なカルテの記載方法と言える。

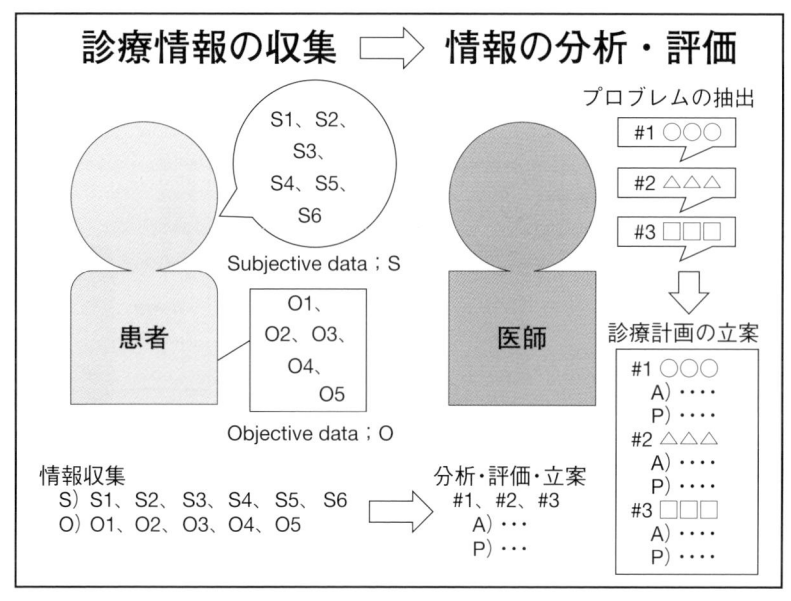

図15. 診療における医師の思考過程
医師は、まず診察により患者から Subjective data、Objective data を収集する。次にそれらの data を分析・評価し、患者の抱える問題点（プロブレム）のうち解決が必要なものを、ナンバー（#）を付けていくつか抽出する。最後に、個々の問題点ごとに診療（診断・治療・教育）計画を立案する。
・Subjective data（主観的データ）：患者が訴える主訴や病歴など
・Objective data（客観的データ）：身長・体重・血圧などの身体所見や、検査や画像などのデータ

Ⅲ　POMR の作成方法

　POMR は、次の5つの要素から構成されている。

１．基礎データ（Data Base）：初診時の主訴、現病歴、既往歴、家族歴、生活歴、身体所見など。

２．プロブレム（問題）リスト（Problem List）：症状、身体所見、検査データなどから導かれる患

者の抱える問題点を一覧表にまとめたもの。

3．初期診療計画（Initial Plan）：初診時に立案される診療計画。

4．経過記録（Progress Note）：プロブレムごとに、SOAP 形式（**図 16-***）で経過を記載したもの。

5．退院時要約（Discharge Summary）：初診から退院までの経過のまとめ。

　患者の初診時に、基礎データ、プロブレムリストが作成され、初期診療計画が立案される。外来での再診時や入院中は、経過記録が作成される。また、途中経過をまとめた中間要約が作成されることも多い。退院時には、入院中の全経過をまとめた退院時要約が作成される（**図 16**）。

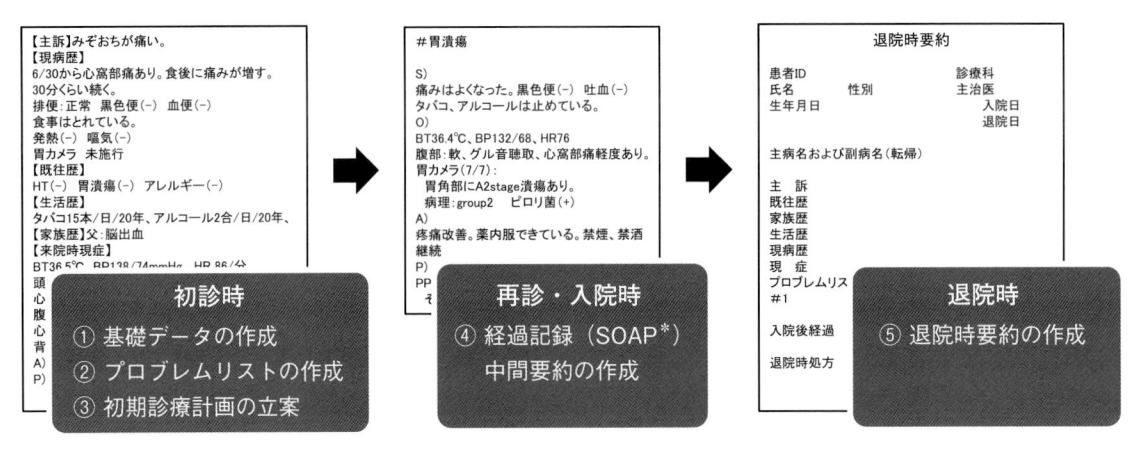

図 16．診療の流れと POMR

*経過記録は、解決すべき個々の問題別に、自覚所見（Subjective data；S）、他覚所見（Objective data；O）、評価（Assessment；A）、計画（Plan；P）を経時的に記載する。それぞれの頭文字を取って SOAP 形式と呼ばれる。

1 基礎データ

　初診時に記載し、その後も必要に応じて更新を行い、診断や治療の方針を決定する「診療の基礎」となる情報である。主訴、現病歴、既往歴、家族歴、生活歴、現症（身体所見、検査データ）などが含まれる。アレルギーや禁忌薬剤についても記載する。医師、看護師、コメディカルスタッフが共有することの多い情報であり、記録の一元化を図る必要がある。

【**主 訴**】主な症状または受診の理由。

【**現病歴**】いつ頃から、どのような症状があったか。症状の出現から受診までの経過。

【**既往歴**】過去の疾患および治療内容、現在使用中の薬剤、アレルギーの有無、輸血歴、予防接種歴（特に小児科）など。

【**家族歴**】家族の疾患、死亡（特に遺伝性疾患や感染性疾患）など。

【**生活歴**】職業、喫煙歴、飲酒歴、月経および出産歴（特に産婦人科）など。

【**現 症**】身長、体重、体温、脈拍、血圧、SpO_2（経皮的動脈血酸素飽和度）など。

2 プロブレムリスト

　患者の問題点に番号(ナンバー；#)を付けて箇条書きにする。本の目次にあたるリストであり、このリストを見れば、現在の患者の問題点とその解決状況がわかるようにまとめる必要がある。初回プロブレムリストの作成は、入院患者は入院後24〜48時間以内に行い、外来患者は初診時または遅くとも次回診までには行う。作成時の留意点は次のとおりである。

1．番号(ナンバー；#)は1番から始め、発生(発症)順に通し番号(連番)で記入する。
2．順番は重要度順とは限らない。
3．初診時に診断のついているものは診断名を、診断のついていないものは異常を示す検査データや身体所見をリストアップする。
4．プロブレムは、はじめは安易に統合しないで、むしろ別々の問題として捉える方がよい。
5．プロブレムが解決した場合は、終了日を記入する。

　プロブレムリストは、主治医が診療上の問題点を整理するうえでも、また、上級医やほかの医療スタッフが問題点を瞬時に把握するためにも整備が望まれる。経時的に記載するにあたって、プロブレムの番号が何番であったかを知る必要があり、電子カルテでは目につく位置にリストを表示するなどの工夫が必要である。また、患者の問題点は、初診時とその後の検査や治療状況によっては変化していく。診断のつかない初期においては、異常を示す身体所見や検査所見がプロブレムとして取りあげられることが多く、診断確定後は病名がリストに挙げられ、治療方針や効果が記載されることになる。プロブレムとして身体所見、検査所見、病名が混在することはよくみられ、主訴→身体所見→検査所見→病名といった階層化をするのは困難である。現在抱える問題点を階層にかかわらず列挙し、平準化して扱うのが現

例 プロブレムリスト

番号	プロブレム	発生日(active)	終了日(inactive)	備考
#1	脳梗塞	H24.5.10		
#2	低Na血症	H24.5.10	H24.5.24	補液にて改善
#3	糖尿病	H18.4月頃		
#4	肺炎	H24.5.15	H24.5.25	抗生剤投与にて治癒
#5	陰部白癬	H24.6.10		

　平成18年から糖尿病で治療を受けている患者が、平成24年5月10日、右半身麻痺と失語で救急搬送された。入院時のMRI検査で脳梗塞と、血液検査で低ナトリウム(Na)血症(128 meq/l)を認めた。入院後、5月15日に発熱と呼吸状態の悪化を生じ、X線検査・血液検査などで肺炎と診断され、抗生剤の点滴が行われた。肺炎は10日間の治療で治癒した。6月10日、顕微鏡検査で陰部に白癬菌感染を認め治療を開始した。

例 プロブレムリスト：プロブレムが統合(集約)されるケース

[初診時]

番号	プロブレム	発生日	終了日
＃1	肥満	H24.6.15	
＃2	低K血症	H24.6.15	
＃3	高血圧	H20.3月	
＃4	狭心症	H22.1月	

[2週間後]

番号	プロブレム	発生日	終了日
＃1	肥満	H24.6.15	H24.6.29
＃2	低K血症	H24.6.15	H24.6.29
＃3	高血圧	H20.3月	
＃4	狭心症	H22.1月	
＃5	クッシング症候群	H24.6.29	

　高血圧、狭心症の既往がある患者が、肥満と低カリウム(K)血症を主訴に平成24年6月15日に紹介受診となった(初診時のプロブレムリスト)。精密検査の結果、肥満、低K血症の原因がクッシング症候群と診断されたため、＃1、2は終了となり、＃5が新たに追加された(2週間後のプロブレムリスト)。

例 プロブレムリスト：プロブレムが分散(枝分かれ)するケース

[初診時]

番号	プロブレム	発生日	終了日
＃1	てんかん発作	H24.7.3	
＃2	脳腫瘍	H24.7.3	
＃3	高脂血症	H20.4.1	

[1週間後]

番号	プロブレム	発生日	終了日
＃1	てんかん発作	H24.7.3	
＃2	脳腫瘍	H24.7.3	H24.7.10
＃3	高脂血症	H20.4.1	
＃4	肺癌	H24.7.10	
＃5	転移性脳腫瘍	H24.7.10	

　高脂血症の既往のある患者が、てんかん発作にて平成24年7月3日に緊急入院となった。入院時の頭部CT検査で脳腫瘍を認めた(初診時のプロブレムリスト)。精密検査の結果、肺癌が見つかり、脳腫瘍は転移性と診断されたため、＃2は終了となり、新たに＃4、5が追加された(1週間後のプロブレムリスト)。

実的かつ合理的である。さらに、プロブレムは通し番号で増えてくることになるが、その中には診療の過程で相互に関連するもの、統合可能なものも出てくる。プロブレムは、はじめは安易に統合しないで、むしろ別々の問題として捉える方がよい。

③ 初期診療計画

　問題リストに列挙された種々の問題点に対して、早期に診断を確定させ適切な治療を行うために、以

下の計画を立てる。

a. 診断計画(Diagnostic Plan)

診断の確定、病状の変化をみるための検査計画である。鑑別診断に対しても、それぞれについて診断を確定または除外するために検査計画を立てる。

> 例：#1　脳梗塞
>
> ①採血、②心電図、③頭部MRI検査、④頸動脈超音波検査、⑤心臓超音波検査、など。

b. 治療計画(Therapeutic Plan)

処置、投薬など必要な治療計画を立てる。内容は具体的に記載する。

> 例：#1　脳梗塞
>
> ①キサンボン®点滴(1回80 mg、1日2回)、②ラジカット®点滴(1回30 mg、1日2回)、③酸素投与(2 l/分)、④早期リハビリテーション(PT、OT、ST)開始、など。

c. 教育計画(Educational Plan)

インフォームド・コンセントの内容、治療について患者および家族にどのように教育を行うか計画を立てる。

> 例：#1　脳梗塞
>
> ①麻痺、言語障害など重篤な後遺障害の可能性、②継続したリハビリテーションの必要性、③生活習慣の改善、など。

初期診療計画は以後の診療の在り方を左右するため、十分に検討したうえで立案する。また、入院中に行われる検査、手術、投薬、その他の治療(入院中の看護および栄養管理を含む)に関する計画については、「入院診療計画書」を作成し患者へ交付するとともに、適切な説明をしなければならないとされている。

4 経過記録

個々のプロブレムごとに、その経過をカルテに記載する。記載はSOAPの4項目に整理して行う。

S(Subjective Data)：主観的データ。患者の立場からの問題点、患者がどう感じ、どのように訴えているかについて記載する。

O(Objective Data)：客観的データ。診察所見、検査データなどを記載する。

A(Assessment)：医師など医療者の意見。診断、データの解釈、予後の見通しを含む。
　得られた情報を根拠に、どのような診断や治療が考えられるかを論理的に記載する。複数の医療者で検討が行われた場合は、対立する意見やそれぞれの意見についても記載し、その検討でどのような結論に至ったかについて記載する。

P(Plan)：診断、治療の計画。患者への教育。

平成24年8月27日

#1 糖尿病

S）会社の健康診断の結果、血糖が高いと指摘された。最近、倦怠感が強く、時に右足の痺れを感じる。

O）来院時検査所見：身長162cm、体重78kg

血糖364mg/dl、HbA$_{1c}$ 8.6%、尿蛋白（−）、尿糖（＋＋）

右足背動脈の触知不良

A）未治療の糖尿病患者。SU剤の内服とともに、食事、運動療法を進める。

P）アマリール®(1mg)1錠、分1、朝食後

カロリー制限食：1,400Kcal/日

ビデオによる教育

1）SOAPによる記載の原則

1．診察の都度、プロブレムリストの#ごとにSOAP形式で記載する。

2．解決したプロブレムは、リスト末の終了日（またはinactive）を記入する。

3．経過中に新たに発生したプロブレムについては、通し番号を付けてリストに追加する。

4．入院診療で回診の結果、症状に変化がなかった場合は、SOAPすべてを記載するのではなく、「O）腹部所見に著変なし」「A）全身状態は落ち着いている」などの部分的な記載でも可である。

例 肺炎で入院中の患者のプロブレムリスト

番号	プロブレム	発生日(active)	終了日(inactive)	備考
#1	肺炎	H24.9.11		
#2	高血圧	H23.6.24		
#3	口内炎	H24.9.15	H24.9.22	塗布剤にて治癒
#4	胃癌	H24.9.25		

平成23年から高血圧で治療中の患者が、肺炎の診断で平成24年9月11日に入院となった。抗生剤の投与が開始された。入院後の9月15日に口内炎を発症し、塗布剤が処方された。食欲不振があり精密検査目的で9月25日に行った胃カメラにて、早期胃癌が発見された。

例 記載例

平成 24 年 9 月 25 日

 # 1 肺炎

  S）咳も治まり、痰も少なくなりました。熱もありません。

  O）BT 36.2℃、WBC 5,600、CRP 1.25、SpO₂ 98%

  A）症状は改善している。

  P）抗生剤の点滴終了。明日、胸部 CT 再検予定。

 # 2 高血圧

  O）BP 138/82、PR 68/分整

  A）内服にてコントロール良好。

 # 4 胃癌

  S）自覚症状はありません。

  O）胃カメラにて胃体中部大彎側に、早期癌疑い。

  A）肺炎で入院中のスクリーニングで、本日偶然発見された。

  P）内視鏡的切除、手術について外科コンサルト予定。

BT：体温、WBC：白血球数、CRP：C 反応性蛋白、SpO₂：経皮的動脈血酸素飽和度、BP：血圧、PR：脈拍数

2）SO＋プロブレム別 AP

 経過記録は、プロブレム別に S) O) A) P) を記載するのが原則であるが、S) O) についてはプロブレム別に分離するのが困難なことも多い。また、医療者の思考過程は、S) O) のデータをまず収集し、分析の後に A) 評価、P) 計画として整理していく。「SO ＋プロブレム別 AP」では、最初に S) O) を一括記載した後に、プロブレム別に A) P) を記載していく。

例 SO＋プロブレム別 AP による記載

平成 24 年 9 月 25 日

  S）咳も治まり、痰も少なくなりました。熱もありません。特に胃の症状はありません。

  O）BT 36.2℃、BP 138/82、PR 68/分整、SpO₂ 98%、WBC 5,600、CRP 1.25

    胃カメラ：胃体中部大彎側に早期癌疑い。

 # 1 肺炎

  A）症状は改善している。

  P）抗生剤の点滴終了。明日、胸部 CT 再検予定。

 # 2 高血圧

  A）内服にてコントロール良好。

 # 5 胃癌

  A）肺炎、糖尿病で入院中のスクリーニングで偶然発見された。

  P）内視鏡的切除、手術について外科コンサルト予定。

---

5 退院時要約

退院時要約は、患者の受診から退院までの診断、経過および治療内容をまとめたものである。退院時サマリーとも呼ばれ、患者の退院時または転科、主治医が代わるときに書かれる最終的な経過記録である。診療にあたるスタッフや施設間において、情報伝達の大切な手段となるばかりでなく、各種の医療統計を作成するうえで重要なデータベースとなる。退院時要約はカルテの一部とみなされ、医療機関の診療の質を知る重要な書類の1つになっている。(財)日本医療機能評価機構でも「退院2週間以内の退院時要約の整備率が100%であること」が評価の基準とされてきた。また、診療録管理体制加算1(入院時1回100点)を算定するためには、「全診療科において退院時要約が全患者について作成されており、退院14日以内の作成率が90%以上であること」が要件の1つになっている。

1）記載時の留意点

退院時要約の作成時には次の点に留意する。

1．他のスタッフも理解できるように読みやすく、わかりやすい日本語で記載する。
2．A4判で1〜2枚になるように、簡潔かつ論理的に記載する。
3．退院後、速やか(遅くとも2週間以内)に作成する。
4．長期入院患者は、中間要約(サマリー)を作成し問題点を整理しておく。
5．診療科が変更(転科)になった場合や転院になった場合も速やかに作成する。
6．救急患者として受け入れた患者が、外来処置室、手術室などで死亡した場合、診療報酬上では1日入院として扱うが、この際にも退院時要約は作成する。

2）記載事項および方法

退院時要約には指定の様式はなく、医療機関ごとに書式と記載マニュアルが定められ運用されている。共通した記載事項としては、患者基本情報、診断名、手術、経過要約、退院時処方、退院後の治療方針が挙げられる。

a．患者基本情報

患者ID、氏名、生年月日、年齢、診療科、入院主治医名、入院日および退院日を記載する。

b．診断名

主病名、副病名(合併症、併存症)を記載する。主病名は疾病統計やDPC(Diagnosis Procedure Combination)算定基準として使われるため、○印を付けるなどして明示する。転帰は、治癒、軽快、不変、悪化、死亡から選択する。主病名は1つで、治療を行った傷病の中で最も医療資源を投入した傷病とする。

c．手術

入院中に行われた手術名および手術日を記載する。

d．経過要約

発症後の経過を簡潔にまとめる。主訴、現病歴、既往歴、家族歴、生活歴(生活社会歴)、入院時の主な現症、入院時の主な検査結果、プロブレムリスト、経過および問題点の項目に分けると記載しやすい。

ⅰ）主訴

　患者の訴える症状を記載する。複数ある場合は、代表的なものを2〜3つ選ぶ。

ⅱ）現病歴

　症状の出現から、受診までの経過を時系列で記載する。主訴に関連した病状で、他院での診察歴がある場合は、病名および治療内容も記載する。時間経過に沿った記述と、5W1Hを念頭におくと文章をまとめやすい。すなわち、When（いつから）、Where（どこで、何をしているときに）、Who（誰が）、What（何の、症状が）、Why（どうして、発症・受傷したか）、How（どのように、症状が変わってきたか）を簡潔に記載する。

ⅲ）既往歴

　過去の疾患の治療歴、手術歴、予防接種歴、アレルギーの有無、現在使用中の薬剤について記載する。

ⅳ）家族歴

　病気に関係する家族の疾患および死因を記載する。また、遺伝性疾患、感染性疾患およびアレルギー疾患があれば記載する。

ⅴ）生活歴

　職業、喫煙歴、飲酒歴について記載する。

ⅵ）入院時の主な現症

　異常を認めた主な身体所見について記載する。

ⅶ）入院時の主な検査所見

　診断の根拠となった検査、画像所見について記載する。陰性所見についても、鑑別診断のため必要な所見は記載する。

ⅷ）プロブレムリスト

　診療上のプロブレムを、＃（ナンバー）を付けて列挙する。入院時に診断がついているものは、診断名をプロブレムとして採用してもかまわない。入院時に診断がついていないものは、入院の原因となった主な症状、所見をプロブレムとして挙げる。複数ある場合は、主なものを3つ程度にまとめる。

> 病名の例：＃1 うっ血性心不全、＃2 高血圧、＃3 糖尿病、など。
> 症状の例：＃1 頭痛、＃2 発熱、＃3 心窩部痛、など。
> 所見の例：＃1 低Na血症、＃2 蛋白尿、＃3 胸部異常陰影、など。

ⅸ）経過および問題点

　それぞれのプロブレムごとに、入院後の治療経過を簡潔にまとめる。特に、①入院後に行われた主な検査の結果と、それらに対する分析と評価の内容、②行われた治療内容とその効果、および予後の見通し、③副作用や合併症の有無、に着目してまとめる。治療効果については、改善がみられた症状や画像所見、検査データなどについて数値を交えて具体的に記述する。さらに、退院時に未解決な問題があれば記載しておく。プロブレムごとに経過を整理することで、受診から診断、治療に至るまでの主治医の思考過程が明らかになり、第三者にもわかりすい記録となる。

ｅ．退院時処方

退院時に処方された薬を、用量、用法を含めて記載する。

ｆ．退院後の治療方針

退院後の治療方針を外来(通院、訪問診察)、転科、転院(外来、入院)、施設入所、終了などに分けて記載する。

退院時要約(様式例)

患者 ID. ＿＿＿＿＿＿＿＿

患者年齢　　　　歳、性別　男・女

入院日	年	月	日
退院日	年	月	日

主治医名　＿＿＿＿＿＿＿＿＿＿＿＿＿

受持期間	自	年	月	日
	至	年	月	日

転帰：□治癒　□軽快　□転科(手術　有・無)　□不変　□死亡(剖検　有・無)

フォローアップ：□外来で　□他医へ依頼　□転院

確定診断名(主病名および副病名)

① 　　　　　　② 　　　　　　③

【主訴】

【現病歴】

【既往歴】

【生活社会歴】

【家族歴】

【主な入院時現症】

【主な検査所見】

> 入院までの経過を、主訴、現病歴、既往歴、生活(社会)歴、家族歴、主な入院時現症、主な検査所見の見出しを付けて記載する。

プロブレムリスト

＃1. 　　　　　　＃2. 　　　　　　＃3.

【入院後経過と考察】

＃1.

> 入院後の経過と考察をプロブレムリストの＃(ナンバー)ごとに記載する。

＃2.

＃3.

【退院時処方】

> 退院時に処方された薬を、用量、用法を含めて記載する。

【総合考察】

記載者名　＿＿＿＿＿＿＿＿＿＿＿＿＿

科長検印：　　　　　　　　　　㊞

Ⅳ　カルテの入力方法

電子カルテの入力方法は、キーボード入力が基本であるが、操作に慣れないスタッフにとってはストレスの一因となる。また、入力作業の遅れがその後の診療に支障を生じ、入力を面倒に思い重要事項の記載が漏れるなどの危険もある。電子カルテの運用にあたっては、医師事務作業補助者による代行入力が認められている。代行入力の方法には、医師に同席して記録を行う口述速記(real time report)、

表 14.　カルテの入力方法

1. キーボード入力
   ①フリーテキスト入力
   ②テンプレート入力
2. ペンタブレット入力
3. 音声入力
4. スキャナ取り込み

医師の手書きの指示せんや IC レコーダなどに記録された内容を電子カルテに転記するトランスクリプション(transcription)などがある。但し、最終的にカルテの真正性を確保するため、代行入力後に医師の承認入力が行われなければならない。この機能を有しないシステムでは、代行入力は禁止されている。

医師や医師事務作業補助者の入力作業の負担軽減のため、さまざまな手段やデバイスが開発されている。現在、頻用されている入力方法として、**表 14** のものが挙げられる。

■1 キーボード入力

1）フリーテキスト入力

最も標準的な入力方法である。操作練習により一定の成果が望め、定期的な練習を行うことで、手書きと同等以上の入力速度が可能になるといわれる。ペンタブレット入力と異なり、読みやすいきれいな文字で記録され、テキストの編集や再利用が可能など利点も多い(**図 17**)。しかし、不適切な文字変換や、登録語の不足にストレスを感じることもある。

2）テンプレート入力

テンプレート(雛形)入力は、あらかじめ登録されている定型句を用いる方法である(**図 18**)。(財)医療情報システム開発センター(Medical Information System Development Center；MEDIS-DC)では、問診、所見のほか、病名、処置名、検査名など医学用語の標準化を進めている。定型句には、コード番号が付いているため、後にコードによる症例の検索・統計処理が可能である。また、テンプレートを用いて問診票や所見記録をつくっておくことで、診察漏れや記載漏れを防止できる。一方、テンプレート入力は、定型句の羅列になってしまい、句をつなぐ助詞がないため文章の前後の関係がつかみにくい。定型句以外の微妙な表現ができないなどの欠点がある。

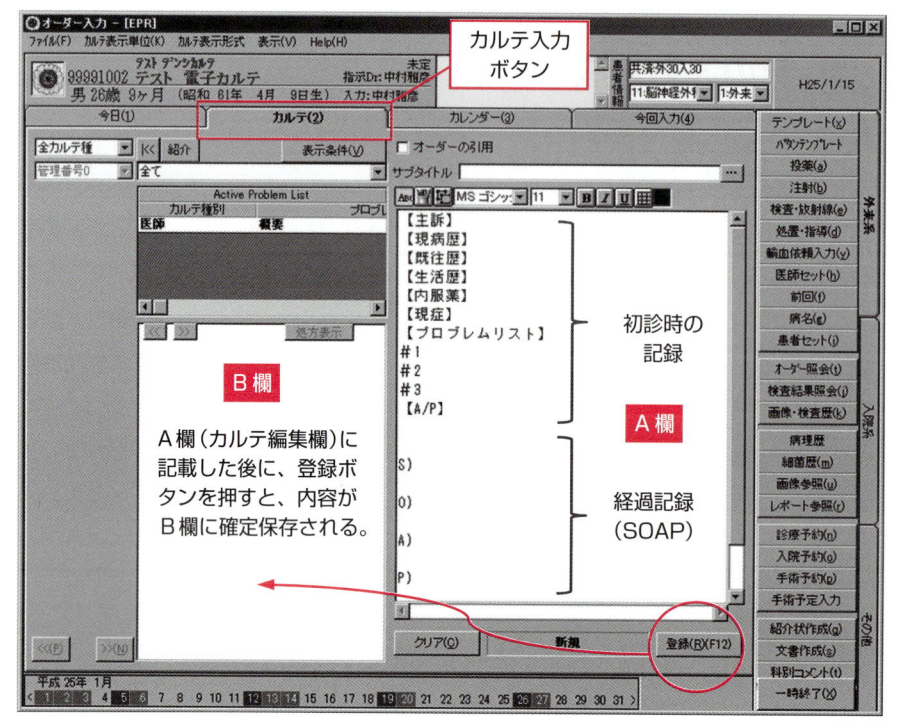

図 17. 電子カルテによるカルテ入力例

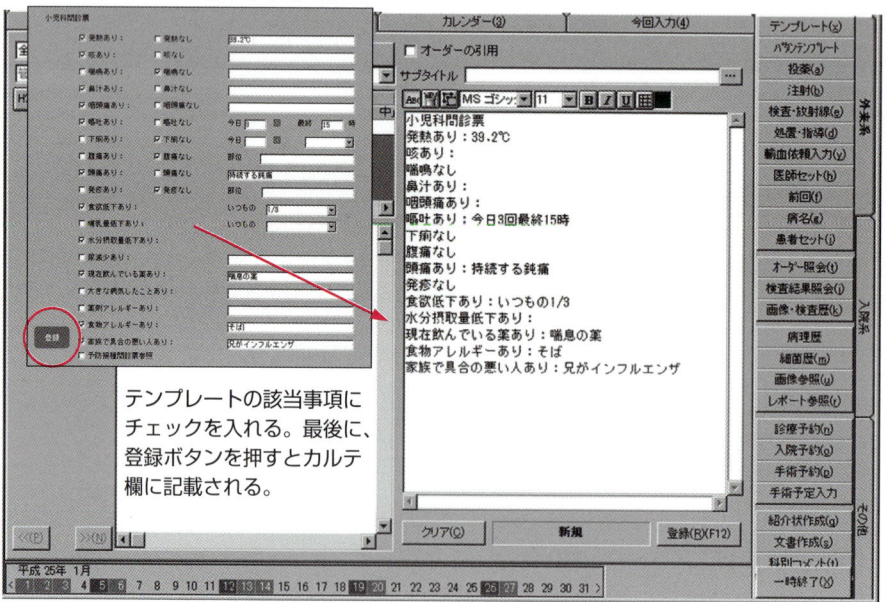

図 18. テンプレート入力の１例

② ペンタブレット入力

「手書き電子カルテ」とも言われ、電子ペンを使って画面(パネル)に記載していく。紙カルテ感覚で自由な筆記ができ、文字だけではなく、表や図の手書き入力も可能である。しかし、電子ペンで書いた文字はコンピュータ上で文字認識ができないので、画像として扱われデータ化できない。このため悪筆の場合は、紙カルテと同様に第三者には判読が不能となってしまう。また、入力文字をキーワードにしての検索や統計処理ができないなどの欠点もある。

③ 音声入力

最近では、医学用語の辞書登録や音声の認識率も向上し、電子カルテにおいても音声入力が利用されている。患者の診察記録や所見、入退院要約、紹介状などを「しゃべって」作成できるシステムになっている。キーボード入力と比較し、患者と向き合いながら診察を行うことが可能になり、入力業務の負担軽減が期待できる。しかし、このシステムは辞書による予測変換方式を採っているため、辞書が予測しない語彙が発語された場合は、どんなに言い直しても変換は不能であり、キーボードから入力するしかない。

●column 　診療録とカルテ

　医師の診療の記録はドイツ語の「カルテ(Karte)」と呼ばれてきた。英語で言うところのカード(Card)であり、本来は紙を意味する。一方「診療録」は、英語のメディカルレコード(Medical Record)にあたり、医師のみならず看護師やその他多くのコメディカルスタッフの医療についての患者情報をまとめたものである。法律上でも「診療録」が用いられ、医師法・医療法・療養担当規則などにより記載内容・保存期間が定められている。医師法24条には「医師は、診察をしたときは、遅滞なく診療に関する事項を診療録に記載しなければならない」とあり、診療の記録を診療録と定義している。「カルテ」という名称の法的な位置づけはなく、本来は紙という媒体のうえに、医師により記載された記録を表す俗称がカルテということになる。

　しかし近年、手書きによる記載から、ワープロなどの OA 機器による作成が認められ、さらに電子媒体による保存が認められるなど、医療の IT 化が進み「電子カルテ」を導入する医療機関も増えている。本来、「電子カルテ」ではなく「電子診療録」を用いるのが正しいが、診療情報開示の流れの中で「カルテ」は、医師の個人的な備忘録ではなく、患者情報は診療に携わるすべての医療スタッフが共有するものであるとの考えが定着しつつある。カルテという言葉は、既に和製ドイツ語として市民権を得ているため、本書でも「診療録」＝カルテとして用いる。

---

4 スキャナ取り込み

　紙に記載したものをスキャナで取り込み、電子カルテでの閲覧を可能にするものである。他院からの診療情報提供書や心電図、脳波などの紙出力される検査結果、手書きの報告書などが対象となる。

　電子カルテは発生源入力が基本のため、医師の入力が遅いとその後の診療業務が滞ってしまう。入力業務の軽減を図る工夫が必要になる。そのため、入力方法を院内ですべて統一してしまうのではなく、シェーマを多用する診療科ではペンタブレットを用意する。退院時要約や情報提供書など、文書類の作成には、音声入力も利用するなど業務の効率化を図りたい。現在普及しているほとんどの電子カルテで、複数の入力手段が装備されている。

●参考文献

1) 庄野真由美, 庄野秀明：診療録の記載法. 日本産科婦人科学会誌 56：399-404, 2004.
2) 都立病院診療録等記載検討委員会（編）：都立病院における診療録等記載マニュアル. 東京都衛生局病院事業部, 東京, 2001.
3) 中村雅彦：医師・医療クラークのための医療文書の書き方. 永井書店, 大阪, 2012.
4) 渡辺　直：電子カルテ時代の POS；患者指向の連携医療を推進するために. 医学書院, 東京, 2012.

CHAPTER 6

オーダリングシステム

　診断や治療を進める過程で、処方(投薬、注射)や検査、処置、リハビリテーションなどさまざまな依頼(オーダ)が医師から担当部門に出される。従来の紙のカルテの場合、2号用紙の左半分に症状や身体所見、検査結果などを記録(診察記録)し、右半分に処方や検査、処置などの依頼内容を記載(オーダ記載)していた。さらにオーダを、処方せんや検査伝票、依頼書などに転記し、各部門に運搬する必要があった。医師と依頼部門との情報伝達は、手書き書類が媒体になっていた(**図 19**)。

　近年、医療のIT化に伴い、各部門をネットワークで結び、コンピュータ端末から入力されたオーダの伝達をオンライン化すること(オーダリングシステム)が可能になった。当初、オーダリングシステム導入の目的は、業務の効率化や診療報酬の請求漏れ防止の側面が強く、この点でレセプトコンピュータの導入・普及と共通する点が多かった。運用は紙カルテとオーダリングシステムが併用され、医師に同席する医療事務職員が医師の手書きの指示をコンピュータに入力し発行していた。当時は紙媒体での保存が必須だったため、入力した内容はラベル紙などに印刷し、カルテに貼っておく必要があった。その後、1999年4月には放射線画像のほか、診察記録やオーダ記録も電子媒体による保存(電子カルテ)が認められ、医療者間での本格的な診療情報の共有が可能となった(第2章参照)。

　オーダ項目としては、投薬、注射、検査(検体検査、生理検査、放射線)、処置、栄養、リハビリテーション、指導管理料算定、予約などが挙げられる(**図 20**)。

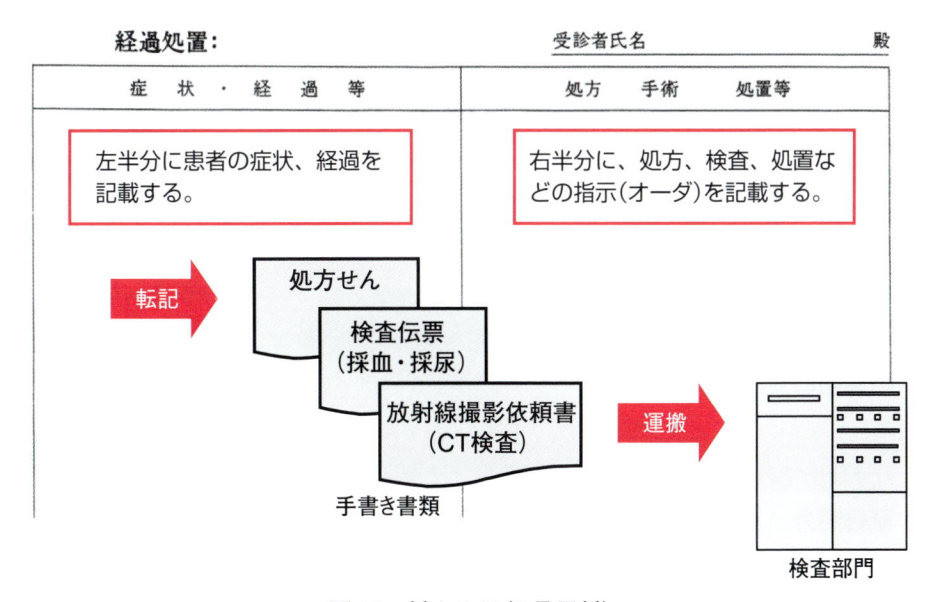

図 19. 紙カルテ(2号用紙)

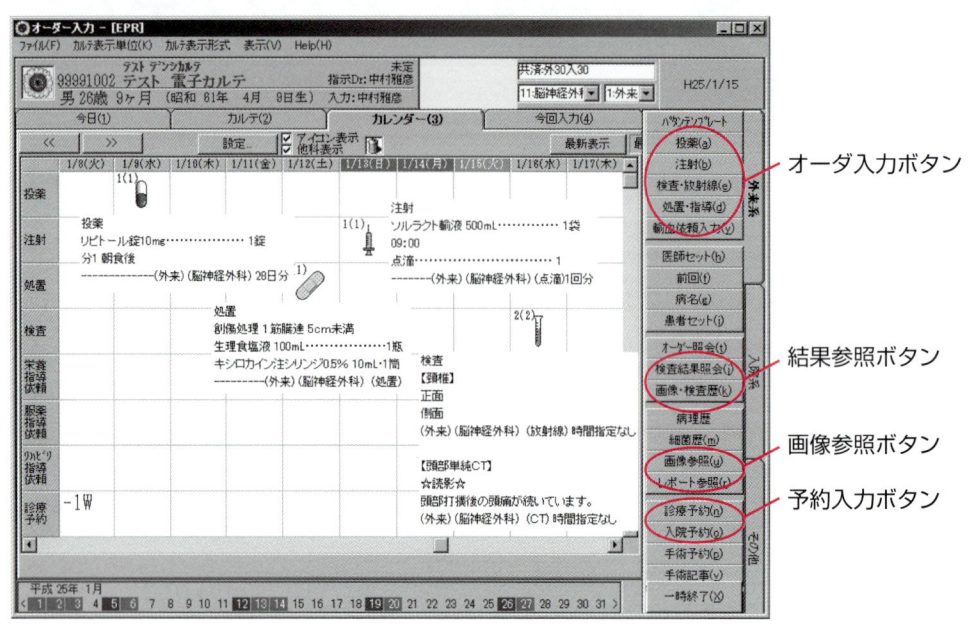

図 20. オーダリングシステムの 1 例
このシステムでは、右側に投薬、注射、検査などの入力ボタンが並んでいる。
さらに、入力したオーダ項目ごとに、カレンダー上にアイコンが表示され、ア
イコンをクリックすると内容が表示されるようになっている。

（図中のラベル）
オーダ入力ボタン
結果参照ボタン
画像参照ボタン
予約入力ボタン

I 投薬オーダ

　処方せんの入力ミスは、患者の生命にも影響を与えかねない重大な事故につながるため、細心の注意
を払い、発行まで以下の手順で内容を確認する。

　(1) 薬剤名 ▶ (2) 内服か外用か ▶ (3) 用量 ▶ (4) 用法 ▶ (5) コメント ▶ 発行

1 薬剤名の確認

　薬剤名を入力する際は、頭文字で検索し表示されるリストから選択する。文字数が多ければ表示され
る候補薬も絞られるが、入力に手間がかかるため 3 文字検索としている場合が多い（図 21）。入力にあ
たっては、次の点に留意する。

1）名称類似薬（表 15）

　名称が類似した薬があることを念頭におく。代行入力をする場合、聞き間違いの危険が高いため口頭
指示での入力は禁止であるが、やむを得ない場合はメモを残しその場で復唱する。

2）疑義照会

　紙カルテに書かれた内容をオーダリングシステムに入力する際、医師の手書きの文字が判読不能なほ
ど悪筆の場合は、ためらうことなく医師に疑義照会をする。

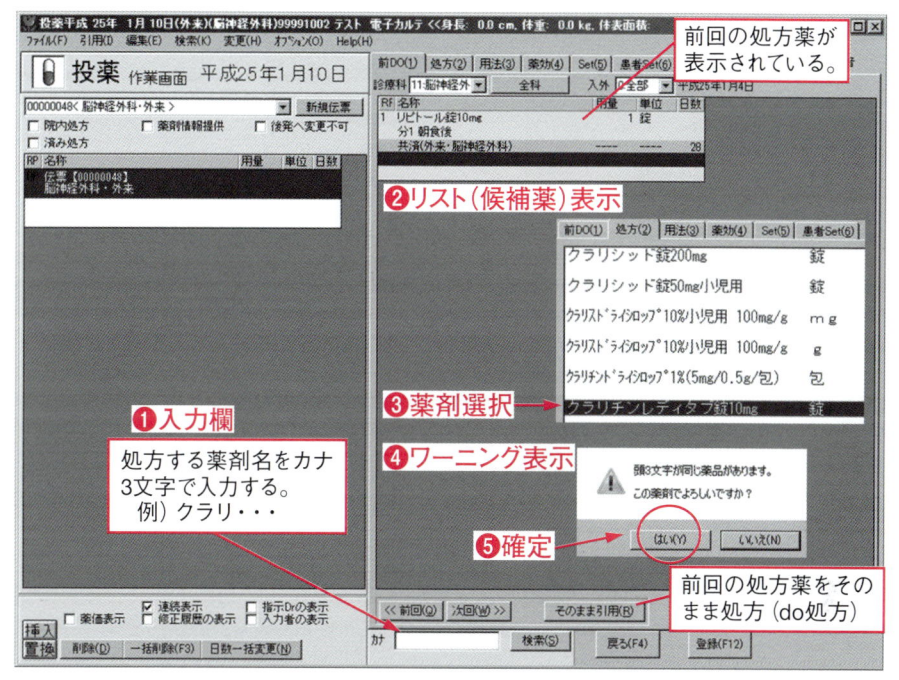

図21. 投薬オーダ：「薬剤名」の入力方法

表15. 名称類似の薬剤

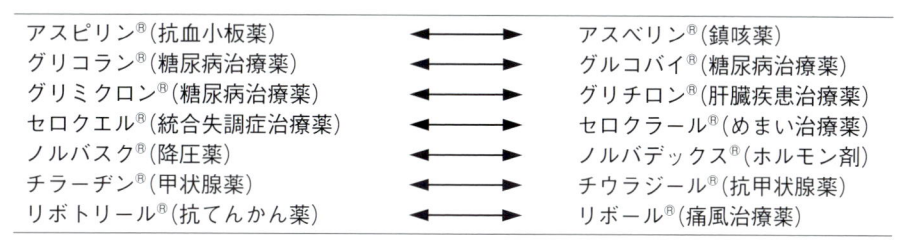

アスピリン®（抗血小板薬）	←→	アスベリン®（鎮咳薬）
グリコラン®（糖尿病治療薬）	←→	グルコバイ®（糖尿病治療薬）
グリミクロン®（糖尿病治療薬）	←→	グリチロン®（肝臓疾患治療薬）
セロクエル®（統合失調症治療薬）	←→	セロクラール®（めまい治療薬）
ノルバスク®（降圧薬）	←→	ノルバデックス®（ホルモン剤）
チラーヂン®（甲状腺薬）	←→	チウラジール®（抗甲状腺薬）
リボトリール®（抗てんかん薬）	←→	リボール®（痛風治療薬）

2 内服薬か外用薬の確認

内服のほか、外用としては坐薬、腟坐薬、軟膏、貼布薬、外用液薬、吸入薬、噴霧薬、点眼薬、眼軟膏、点鼻薬、点耳薬などがある。内服薬と外用薬では、用量・用法のオーダ方法が異なるので注意する。

3 用量の確認

1）内服薬の場合

薬剤の単位は「錠、カプセル」が、散剤の場合は「g、mg」、液剤の場合は「ml、μl」などが用いられる（図22）。

a．1日量か1回量か

定時の内服薬の場合、入力方法として、①1日量を指定し1日に○○回に分けて内服する、②1回量を指定し1日に□□回内服する、の2通りの入力方法がある。

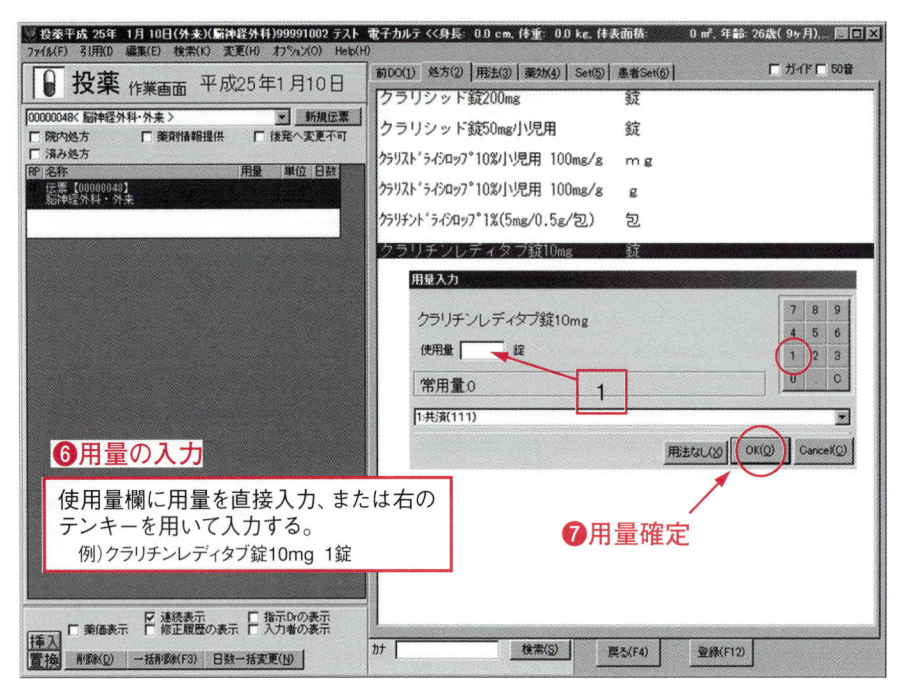

図 22. 投薬オーダ：「用量」の入力方法

①ムコスタ®(100 mg)3錠、分3、朝昼夕食後、7日分…1日量を指定
  　　　　　　1日量
②ムコスタ®(100 mg)1回1錠、1日3回、朝昼夕食後、7日分…1回量を指定
  　　　　　　1回量

　わが国では長年、①法が用いられていたが、厚生労働省は 2010 年に「内服薬処方せんの記載方法の在り方に関する検討会」の答申を受け、国際基準に合わせ②法を用いるように全国の医療機関に通知を出している。

ｂ．原薬量か製剤量か

　薬剤の中には、原薬にでんぷんや乳糖などの賦形剤を加えて、飲みやすい形にして製剤化されているものも多い。特に散剤の場合は、原薬量で記載するのか、製剤量で記載するのかを確認する。原薬量で記載している医療機関も多いが、厚生労働省は、上記通知の中で製剤量を用いるように指導している。

例：セレニカ R®顆粒(40％)600 mg、分1、夕食後、28日分…原薬量を指定
  　　　　　　　原薬量
例：セレニカ R®顆粒(40％)1.5 g、1日1回、夕食後、28日分…製剤量を指定
  　　　　　　　製剤量

　現在でも記載にあたり、「1日量」「原薬量」を用いている医療機関が多い。そこで、投薬量の間違いを防ぐため、オーダ入力時にどちらを用いているのかを最初に確認する必要がある。

ｃ．頓服薬

症状のあるときに服用する薬の場合は、1回量を指定し処方する回数を入力する。

> 例：レルパックス®錠(20 mg)1 錠、頭痛時、10 回分
> 1 回量
> 例：ニトロペン®舌下錠(0.3 mg)1 錠、胸痛時、5 回分
> 1 回量

2）外用薬の場合

外用薬は、処方する総量を指定し用法を入力する。

> 例：ラミシール®クリーム(1% 10 g)3 本、1 日 1 回患部に塗布
> 総量
> 例：ボルタレン®坐薬(25 mg)10 個、痛いとき 1 個(肛門挿入)
> 総量
> 例：ヒアレイン®点眼薬(0.1% 5 ml)4 瓶、1 日 5 回両眼に点眼
> 総量

４ 用法の確認

　内服薬の場合、服用する回数、時間を入力する。外用薬の場合は、さらに使用する場所、手技などについて入力する(図 23)。

1）内服薬の場合

ａ．回数

「分1、分2、分3」または、「1 日 1 回、1 日 2 回、1 日 3 回」など。

ｂ．時間

　服用する時間は、食事と関連して「朝食前」「朝食直前」「朝食後」「朝食後○○時間」などと指定する。また、「起床時」「寝る前」や具体的に「○○時」など時間を指定する場合もある。

ｃ．頓服薬

　具体的に服用する症状のあるときを指定する。「頭痛時」「腹痛時」「発熱時(38.5℃以上)」「胸痛時」「血圧上昇(180 以上)時」「けいれん時」「不眠時」など。

2）外用薬の場合

ａ．回数

1 日 1 回、1 日 2 回、1 日 3 回など。

ｂ．時間

　使用するときを「痛いとき」「発熱時」「便秘時」「喘息発作時」「痒いとき」「眼脂がひどいとき」など具体的に指定する。

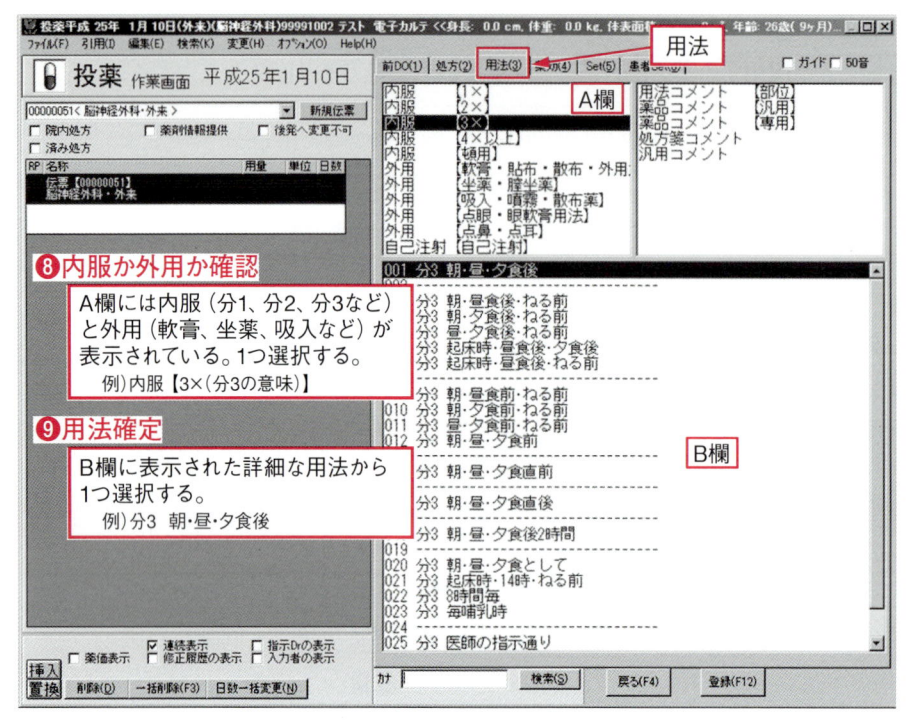

図 23.　投薬オーダ：「用法」の入力方法

ｃ．場所

　使用する場所を指定する。顔面、体幹、上肢、下肢、右眼、両眼、左鼻、右耳、肛門、腟内など。「患部に…」「痛いところに…」なども使われる。

ｄ．手技

　塗布、貼布、挿入、注入、吸入、噴霧、点眼、点鼻など。

▊5 コメントの確認

　用量・用法以外に、薬剤師に伝えたい情報がある場合に記載する。「粉砕（薬を粉砕してください）」「混合（軟膏を混ぜ合わせてください）」「別包（袋を分けてください）」「後発医薬品への変更不可」など。用法に引き続き記載欄に入力する。

▊6 その他

　オーダリングシステムでは、手書きと異なり、処方せんの修正や、複写が容易である。

1）挿入、置換、削除

　一度入力した処方内容を修正する手段として、次の機能がある。

・挿入：追加したい薬品や用法がある場合

・置換：入れ替えたい薬品や用法がある場合

・削除：薬品や用法を削除する場合

2）do 処方

以前出された内容を、そのまま処方することを「do 処方する」という。オーダリングシステムでは、以前の処方をドラッグ＆ドロップして貼り付けるが、この際、処方漏れのないように、新規に追加する薬はないか、日数に変更はないかを発行する前に確認する。

Ⅱ 注射オーダ

注射薬のオーダ時の確認事項は、基本的には投薬オーダと同じである。発行までに薬剤名、用量、用法について確認し、必要なコメントを入力する。

> (1) 薬剤名 ＞ (2) 用量 ＞ (3) 用法 ＞ (4) コメント ＞ 発行

1 薬剤名の確認

投薬と同様に薬剤名を頭文字で検索し、表示されるリストから選択する（図 24）。注射薬には同一名称でも規格の異なる製品が多いので注意する。

例：ペントシリン®…1 瓶で 1 g と 2 g の規格がある。

例：ブドウ糖注射液…1 管 20 ml で濃度の異なる 5％、20％、50％の 3 種類の規格がある。さらに、1 袋 500 ml で 5％、10％の 2 種類の規格もある。

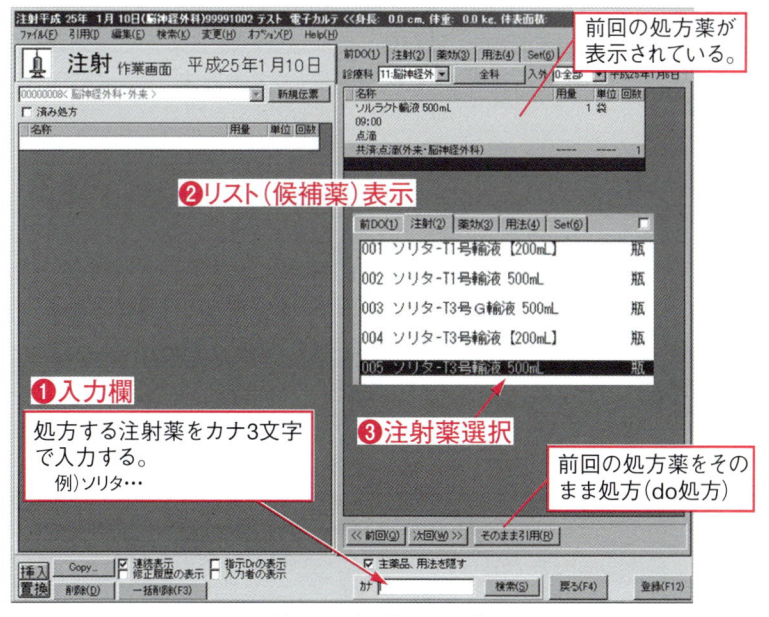

図 24. 注射オーダ：「薬剤名」の入力方法

② 用量の確認

注射薬の単位(原薬量)は、g、mg、μg、ml、%、IU などで表示されているが、オーダは製剤単位で記載することが多い(図 25)。製剤単位としては、アンプル、バイアル、管、瓶、袋、本などが使われる。

> 例：ソリタ®T3号(500 ml)1 瓶、1 日 3 回、8 時間ごと
>
> 例：フェノバール®(10% 1 ml)1 管、21 時、筋注

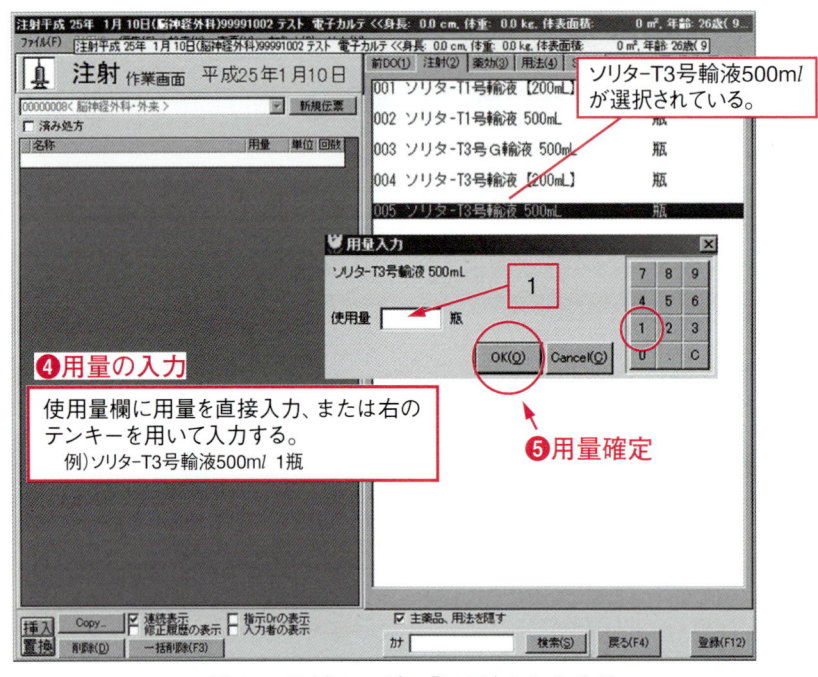

図 25. 注射オーダ：「用量」の入力方法

③ 用法の確認

用法として、薬剤の投与回数、時間、また点滴する速度を入力する(図 26)。

　ａ．回数

1日1回、1日2回、1日3回など。

　ｂ．時間

具体的に使用する時間を「○○時」と入力する。症状のあるときに使用する場合は「痛いとき」「発熱時」「喘息発作時」など具体的に記入する。

　ｃ．点滴速度

点滴する速度(流量)を具体的に「○○ ml/時」「○○分かけて」「○○時間で」などと具体的に入力する。

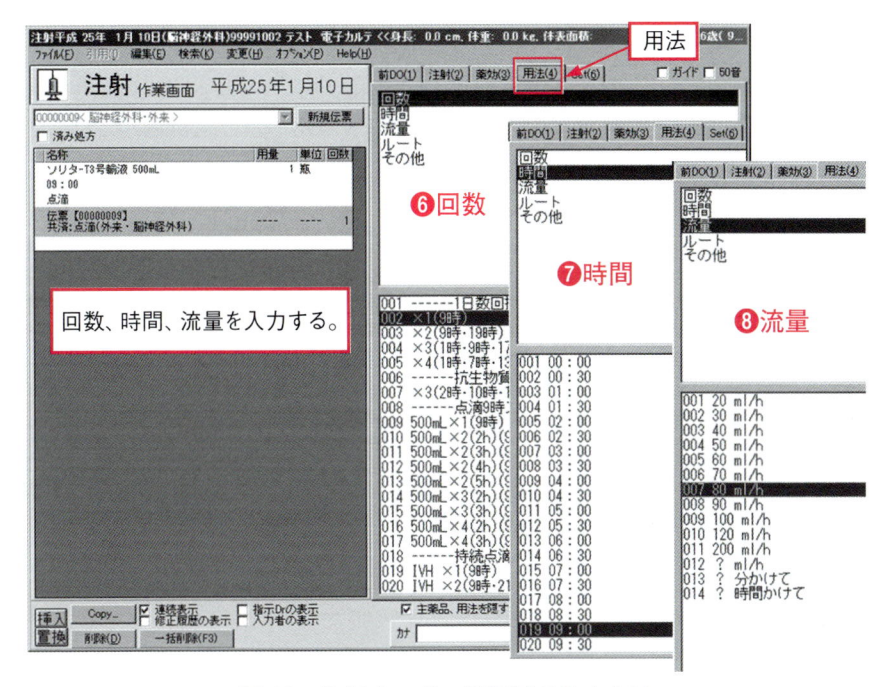

図 26. 注射オーダ：「用法」の入力方法

4 コメントの確認

回数、時間、点滴速度などの用法以外で、使用にあたり注意する点があればコメントとして入力する。点滴ルートとして「末梢から」「中心静脈カテーテルから」「側管から」などが使われる。

Ⅲ 画像オーダ

画像オーダの入力では、発行までに撮影項目、撮影部位・条件、依頼コメント、撮影予約について内容を確認する。

（1）撮影項目 ▶ （2）撮影部位・条件 ▶ （3）コメント ▶ （4）予約 ▶ 発行

1 撮影項目の確認

画像としてオーダされる撮影項目としては、以下のものが挙げられる（図 27）。

1．一般 X 線撮影（Computed Radiography；CR）
2．CT 検査（Computed Tomography；CT）
3．MRI 検査（Magnetic Resonance Imaging；MRI）
4．超音波検査（Ultrasonography；US または Echo）
5．内視鏡検査（Endoscopic Study；ES）

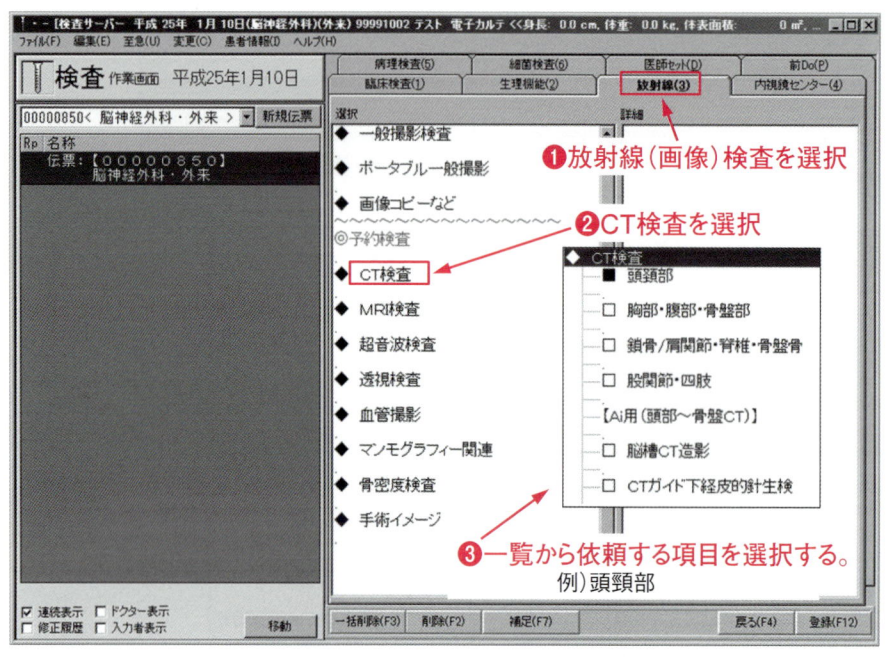

図 27. 画像オーダ：「撮影項目」の入力方法

6．透視検査(Digital Radiography；DR)

7．血管撮影検査(Angiography；Angio)

8．骨密度(Bone Mineral Density；BMD)

9．病棟、救急室、手術室でのポータブル撮影

　その他、病院の機能、規模により陽電子放射断層撮影(Positron Emission Tomography；PET)、アイソトープ(Radioisotope；RI)検査など特殊検査が行われる。また、超音波検査は生理検査として、検査オーダに分類される場合もある。

② 撮影部位・条件の確認

　撮影項目を入力したら、次に部位と撮影条件(方向、造影剤の有無など)を入力する。一般 X 線撮影では、撮影部位の後に、撮影の方向(正・側面、左右など)、体位(立位、臥位など)を入力する(**表 16**)。

　MRI 検査では、撮影部位のほか、撮影条件として造影剤使用の有無、撮影方向、シークエンスなどを入力する(**表 17**)。

表 16. 一般 X 線撮影

撮影項目	撮影部位	撮影条件	
		方向	方向・体位など
一般撮影	胸部	正面	立位
		側面	右→左
			左→右
	腹部	正面	立位
			臥位
	肩関節	右または左	正面
			軸位
			スカプラ Y
			結節間溝
	膝関節	右または左	正面
			側面
			スカイライン

表 17. MRI 検査

撮影項目	撮影部位		撮影条件		
	①	②	造影の有無	方向	シークエンス
MRI 検査	頭頸部	頭部	単純 または 造影	水平断 または 冠状断 または 矢状断	T1 強調
		顔面			T2 強調
		頸部			T2-FLAIR
		眼窩			T2*強調
		副鼻腔			拡散強調
		咽頭・喉頭			脂肪抑制
	腹部	上腹部			血管撮影
		下腹部			
		骨盤部			
	頸椎	頸椎			
		胸椎			
		腰椎			

3 コメントの確認

　画像オーダ時のコメントとしては、①撮影目的、②撮影条件、③患者情報、④読影依頼、などがある（図 28）。

a．撮影目的

　撮影を行う目的を入力する。「スクリーニング目的」「胸部 X 線検査で異常陰影を指摘されたため精査目的」「術後 follow up」「健診・ドック」など。

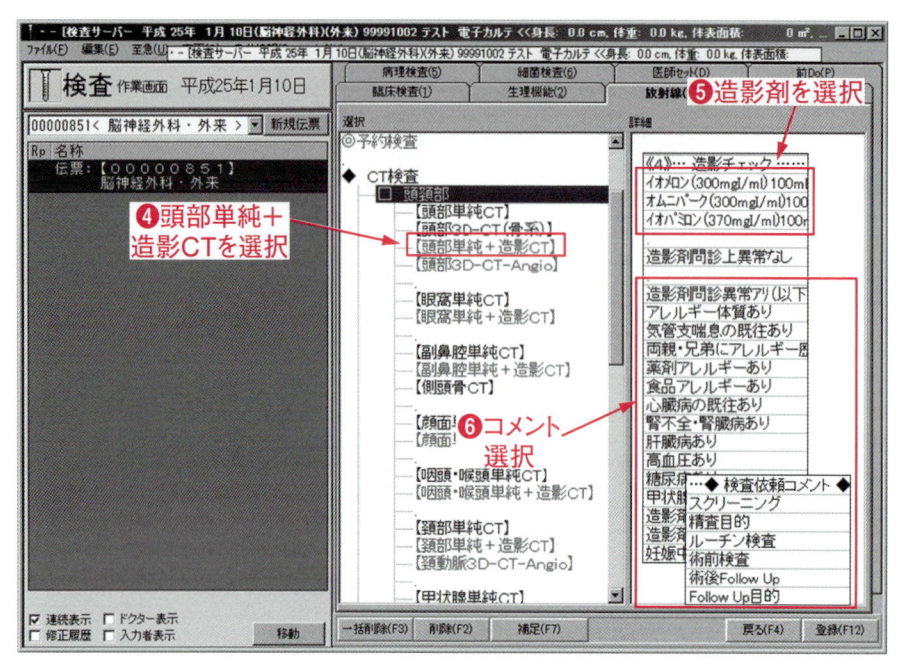

図 28. 画像オーダ：「コメント」の入力方法

　　b．撮影条件

　より詳細な条件が必要な場合は入力する。「装具、ギプスを外して」「○○関節を中心に」「屈曲位で」など。また、「至急」「透析前」「術後」「○○時」など時間指定があれば入力する。

　　c．患者情報

　「車いす移動」「ストレッチャー移動」など撮影に影響する患者の ADL を入力する。また、造影剤を使用する場合は、アレルギーの有無も入力する。女性の場合、被曝の危険のある検査では妊娠の有無も確認する。

　　d．読影依頼

　放射線科専門医に読影を依頼する場合は、病名、症状の経過、検査データなどを簡潔に入力する。

４　予約の確認

　予約が必要な検査は、予約画面から日時を指定し、予約券を発行する。この際、「朝食は食べずに受診してください」「検査 30 分前に受診してください」など、必要なコメントを入力する。

Ⅳ　検査オーダ

　検査オーダは、検体検査と生理検査に大別される。「検体検査」とは、患者から採取した血液や尿、痰、便などを分析する検査である。また、内視鏡検査や手術などで採取された組織の病理学的な診断も含まれる。「生理検査」とは、医療機器を用いて患者の身体から発生する電気信号や圧力変化などを数値や波

形として記録する検査である。

検査オーダ時には、発行までに検査項目、依頼コメント、予約について内容を確認する。

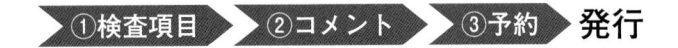

①検査項目　②コメント　③予約　発行

■1 検体検査

a．検査項目の確認

オーダの画面構成は、大分類→中分類→小分類などの階層になっており(**表18**)、オーダする項目を選択し入力する(**図29**)。

b．コメントの確認

検査の目的、具体的な指示、患者情報(身長、体重など)が必要な場合は、コメントとして入力する。

c．予約の確認

予約が必要な検査は、予約画面から日時を指定し、予約券を発行する。

表18. 検体検査の分類

検体検査		
大分類	中分類	小分類
血液検査	血算	白血球数、赤血球数、血色素、血小板数など。
	血液像	リンパ球数、好中球数、好酸球数、単球数など。
	凝固	出血時間、凝固時間、フィブリノーゲンなど。
	生化学	総蛋白、肝機能、腎機能、脂質、尿酸、電解質、糖、腫瘍マーカー、ホルモン値など。
	血液ガス分析	pH、酸塩基平衡、酸素分圧、二酸化炭素分圧など。
	感染症	梅毒、肝炎(B型、C型)、HIVなど。
	血液型	ABO型、Rh型など。
尿検査	尿定性	比重、糖、蛋白、潜血など。
	尿沈査	白血球数、赤血球数、上皮細胞数など。
便検査		潜血
細菌検査	痰培養	塗沫検査、培養菌同定、抗酸菌検査、薬剤感受性検査など。
	尿培養	培養菌同定、薬剤感受性検査など。
	便培養	培養菌同定、薬剤感受性検査など。
	穿刺液培養	塗沫検査、培養菌同定、抗酸菌検査、薬剤感受性検査など。
病理検査	細胞診	尿、喀痰、腹水、子宮頸部擦過細胞、乳腺穿刺吸引細胞など。
	組織診	内視鏡生検組織、手術摘出組織など。

セットオーダとして、あらかじめ検査の目的に応じて、検査項目を組み合わせたセットがつくられている場合がある。
例：入院時セット：血算＋生化学(肝機能、腎機能、脂質、電解質、糖)＋感染症＋尿検査
　　手術時セット：入院時セット＋凝固＋血液ガス＋血液型
　　肝機能セット：血算＋生化学(肝機能、脂質、糖、腫瘍マーカー)＋感染症(肝炎)
　　糖尿病セット：血算＋生化学(肝機能、脂質、尿酸、電解質、糖)＋尿検査

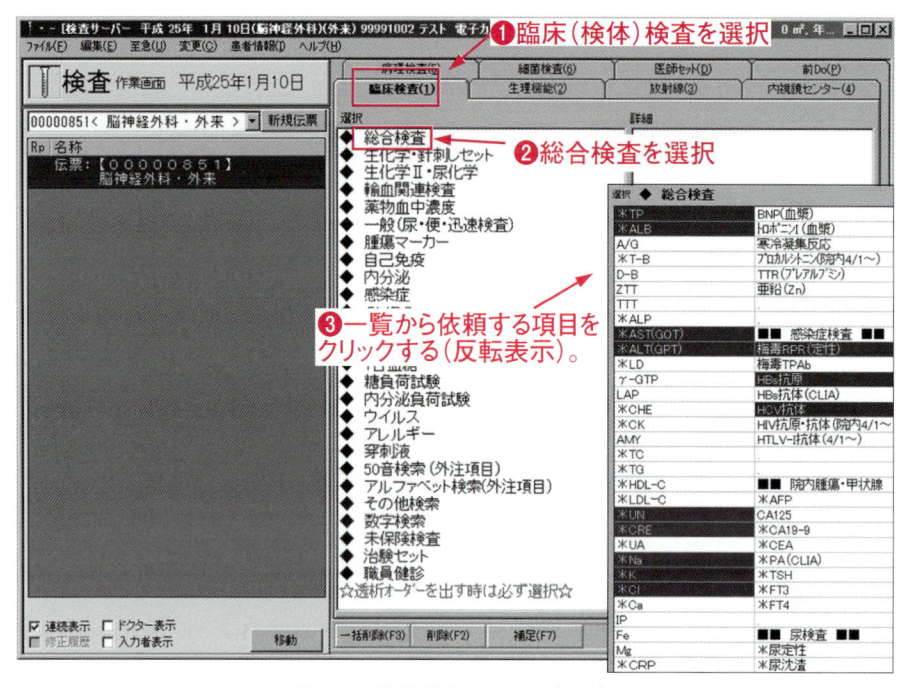

図 29. 検体検査のオーダ方法

2 生理検査

a．検査項目の確認（表 19）

オーダ画面から項目を選択し入力する（**図 30**）。

b．コメントの確認

検査の目的、詳細な指示、患者情報（身長、体重など）が必要な場合は、コメントとして入力する。

c．予約の確認

予約が必要な検査は、予約画面から日時を指定し、予約券を発行する。

表 19. 生理検査の分類

生理検査	
大分類	小分類
心電図	安静時心電図、負荷心電図、ホルター心電図など。
超音波	心臓、頸動脈、甲状腺、乳腺、腹部など。
呼吸機能	肺活量、呼出量（1秒率、1秒量）など。
聴力	標準純音聴力、語音聴力など。
脳波	安静時脳波、負荷（睡眠、過呼吸、光刺激）脳波など。
脈波	ABI（Ankle Brachial Index）、PWV（Pulse Wave Velocity）など。
筋電図	

　超音波検査は、検査オーダではなく、「画像オーダ」として分類する場合もある。

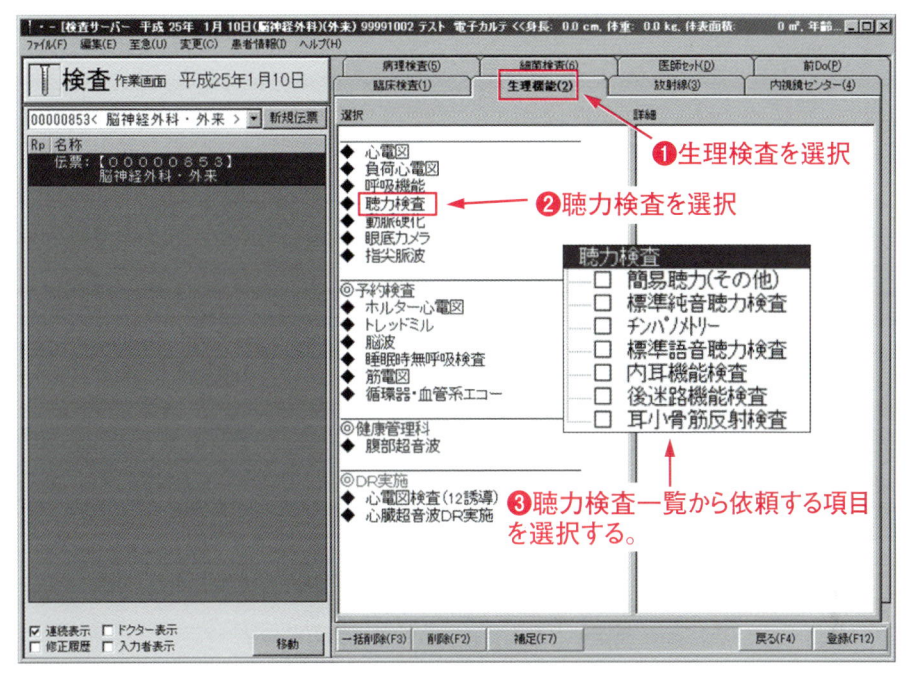

図 30. 生理検査のオーダ方法

Ⅴ　リハビリテーションオーダ

　リハビリテーションのオーダ時には、依頼する療法、リハビリテーションの目的、患者情報、リハビリテーション実施計画書の作成などを確認する（図 31）。

```
(1) 療法 > (2) 目的 > (3) 患者情報 > (4) 実施計画書の作成 > 発行
```

１ 療法の確認

　理学療法（Physical Therapy；PT）、作業療法（Occupational Therapy；OT）、言語療法（Speech-Language-Hearing Therapy；ST）から依頼する療法を選択する。半身麻痺や言語障害、嚥下障害などのみられる脳血管障害の急性期には、3 つとも同時に依頼することも多い。1 日に何単位のリハビリを行うかは、療法士が患者の症状・経過をみながら計画する場合もある。実施時間は、1 単位が 20 分である。

２ リハビリテーションの目的

　それぞれの療法の目的を、疾患分類に沿って 2～3 選択する（表 20）。
　依頼内容に追加があれば、コメントとして自由欄に入力する。「ベッドサイドから開始」「病棟内のみ移動可」「訓練室でのリハビリ可」など ADL の範囲を入力する。

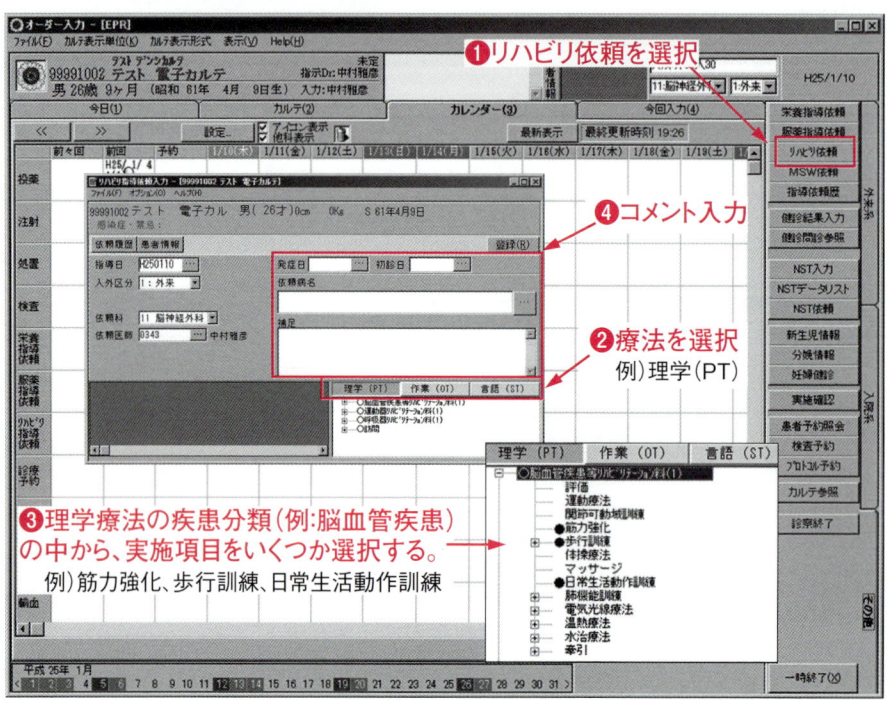

図 31. リハビリテーション（例：脳血管疾患）オーダの入力方法

表 20. リハビリテーションの分類

療　法	疾患分類	リハビリテーションの目的
理学療法	脳血管疾患リハビリテーション	運動療法、筋力強化、関節可動域訓練、日常生活動作訓練、歩行訓練、体操療法、マッサージ、電気光線療法、温熱療法、水治療、牽引、評価
	運動器リハビリテーション	同上
	呼吸器リハビリテーション	術前リハビリ、肺機能訓練（排痰、無気肺の改善、呼吸法の指導、生活指導）
作業療法	脳血管疾患リハビリテーション	身体的作業療法、関節可動域訓練 筋力強化、巧緻性訓練、知覚訓練、発達訓練、日常生活動作訓練、生活関連動作訓練（職業前訓練、家事動作訓練）、心理・精神的作業療法、高次脳機能訓練、スプリント作成、評価
	運動器リハビリテーション	同上
	呼吸器リハビリテーション	術前リハビリ、肺機能訓練（排痰、無気肺の改善、呼吸法の指導、生活指導）、評価
言語療法	脳血管疾患リハビリテーション	言語理解訓練、言語表出訓練、構音訓練、摂食・嚥下訓練、高次脳機能訓練、評価

3 患者情報の確認

リハビリテーションを行ううえで必要な患者情報を入力する。病名、発症時期、経過、症状などについて必要事項を入力する。

4 リハビリテーション実施計画書の確認

リハビリテーションの実施にあたっては、医師は定期的な機能検査に基づき、その効果判定を行い、リハビリテーション実施計画書を作成する必要がある。入力事項は多岐にわたるため、医師、リハビリテーション技師のみならず、看護師、医療ソーシャルワーカーなどが協同してかかわることになる。実施計画書は様式が決まっているので所定のものを用いる。

Ⅵ 栄養オーダ

食事せんをオーダする際には、食種、主食の形態・量、副食の形態・量、依頼コメントなどを確認する(図 32)。

> (1) 食種 > (2) 主食の形態・量 > (3) 副食の形態・量 > (4) コメント > **発行**

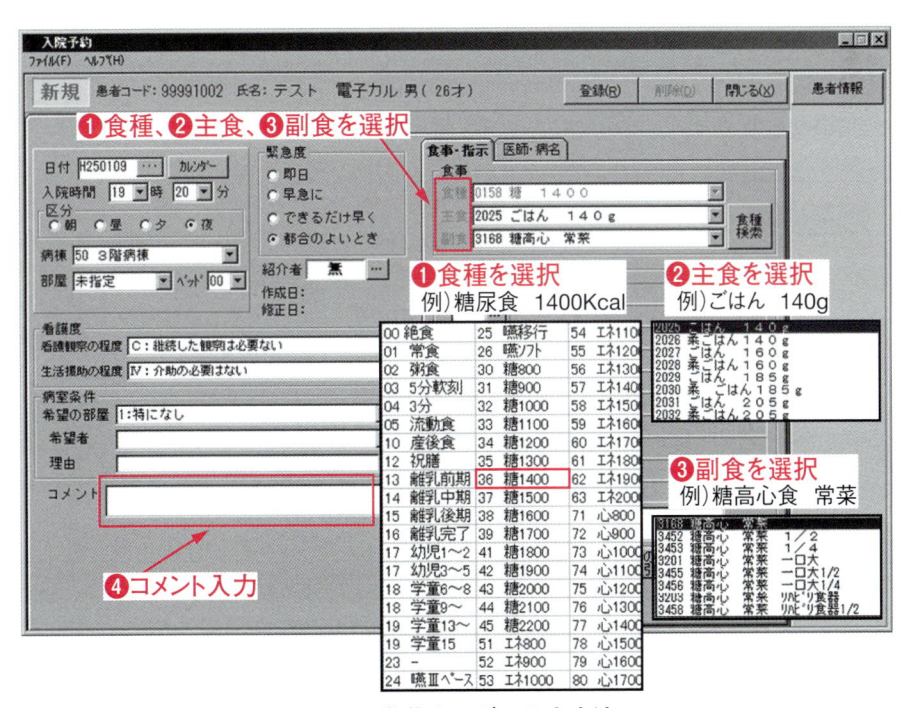

図 32. 栄養オーダの入力方法

1 食種の確認

食種は一般食として、常食、粥食(7分、5分、3分)、流動食、嚥下食、離乳食、幼児食、学童食などから食事の種類を選択する。また、特定の疾患を有する患者に治療食として提供する特別食もある。

特別食とは疾病の治療の直接手段として、必要な栄養量と内容について医師の発行する食事せんに基づき提供される**表 21** の食事をいう。

表 21. 特別食

①腎臓食、②肝臓食、③糖尿食、④胃潰瘍食、⑤貧血食、⑥膵臓食、⑦脂質異常症食、⑧痛風食、⑨フェニールケトン尿症食、⑩楓糖尿症食、⑪ホモシスチン尿症食、⑫ガラクトース血症食、⑬治療乳、⑭無菌食、⑮小児食物アレルギー食、⑯特別な場合の検査食(単なる流動食および軟食を除く)

2 主食の形態・量の確認

主食の形態は、ごはん、おにぎり、粥、麺、うどん、パンなどから選択する。また、量(g)も指定する。

3 副食の形態・量の確認

副食(おかず)の形態には、常菜、粥菜、軟菜、刻み、ペースト菜などがある。量は、常量、1/2、1/4などと指定する。

4 コメントの確認

「主食、副食ともに一口大に」「リハビリテーション食器の利用」など、依頼コメントを記載する。また、アレルギー、禁忌など患者の制限事項がある場合も記載する。

Ⅶ 処置オーダ

傷の縫合やギプス固定、喘息発作時の吸入、尿道カテーテルの挿入など、さまざまな処置が行われる。処置オーダは、投薬、注射、画像、検査オーダのように事前に予定入力することもあるが、多くは、外来や病棟での処置実施後に実施入力することが多い。使用した器材、薬品類には、診療報酬の請求ができるものと、処置料に包括されているものがある。入力にあたっては、診療報酬請求に関する知識が求められる。詳細は、『医科点数表の解釈』(いわゆる青本：社会保険研究所)や『診療点数早見表』(医学通信社)に記載されているので参考にする。

処置の実施入力には、処置名、使用した薬剤・器材名、使用数の確認が必要である(**図 33**)。

(1) 処置名 ▶ (2) 薬剤・器材名 ▶ (3) 数量 ▶ 発行

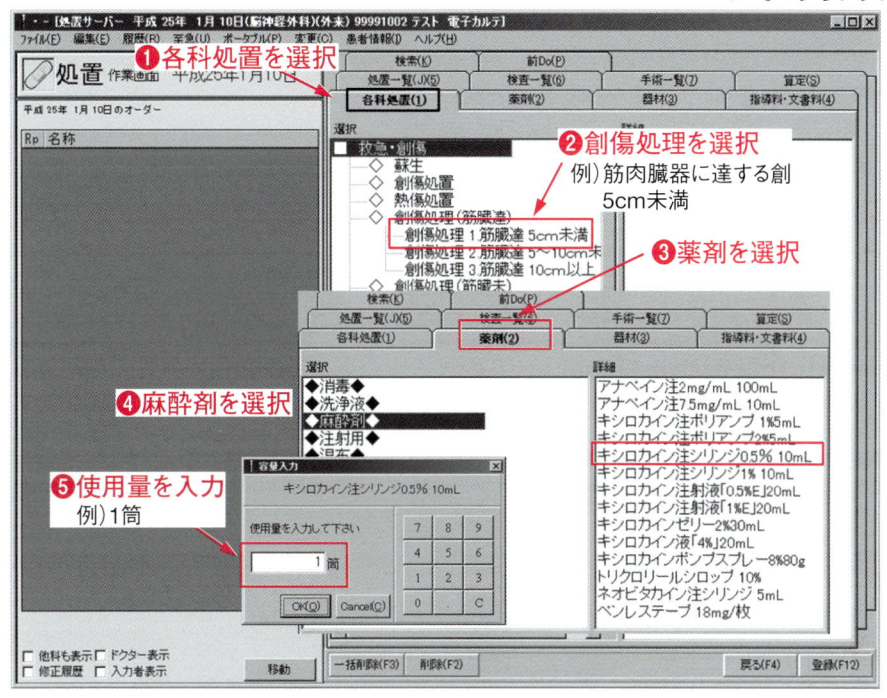

図 33. 処置（例：創傷処理）オーダの入力方法

▮1 処置名の確認

　処置名は診療報酬点数表に記載されている名称を用いる。診療報酬点数表では、J が処置コード、K が手術コードである（**表 22**）。

表 22. 処置・手術オーダ時の入力項目（例）

分類		使用した薬剤	使用した器材
外科	K000　創傷処理 １．筋肉、臓器に達するもの。 ①長径 5 cm 未満 ②長径 5 cm 以上 10 cm 未満 ③長径 10 cm 以上 ２．筋肉、臓器に達しないもの。 ①長径 5 cm 未満 ②長径 5 cm 以上 10 cm 未満 ③長径 10 cm 以上	洗浄液、消毒液*、麻酔剤、軟膏	縫合糸*、ガーゼ*
内科	J063　留置カテーテル設置	消毒液、麻酔剤、蒸留水*	留置用カテーテル
	J115　超音波ネブライザー	メプチン、アレベール、精製水	
	J045　人工呼吸 ①30 分までの場合 ②30 分を超えて 5 時間までの場合 ③5 時間を超えた場合（1 日につき）	酸素、精製水*	呼吸心拍監視装置*、経皮的動脈血酸素飽和度測定器*、連続血圧測定器*
整形外科	K044　骨折非観血的整復術 （ギプス、副木による整復固定） ①肩甲骨、上腕、大腿 ②前腕、下腿 ③鎖骨、膝蓋骨、手、足その他	湿布	ギプス*、副木、弾力包帯*

*処置料に包括され、診療報酬の請求ができない薬剤や器材。

② 使用した薬剤や器材の種類の確認

処置に関連して使用した薬剤や器材を入力する。処置料に包括され、診療報酬の請求ができない薬剤や器材もあるが、医師や医師事務作業補助者が入力する場合は、使用したものをすべて入力しておき、発行後に会計システムで診療報酬請求業務を担当する職員が最終チェックする場合もある。請求漏れを生じないように、臨床の現場での入力者と医事会計担当者の連携が求められる。

③ 使用した薬剤や器材の数量の確認

使用した薬剤や器材の数量を入力する。

Ⅷ 予約オーダ

予約が必要な診察や検査は、日時を指定し予約券を発行する(**図 34**)。

> (1) 予約項目 > (2) スケジュール > (3) コメント ▶ 発行

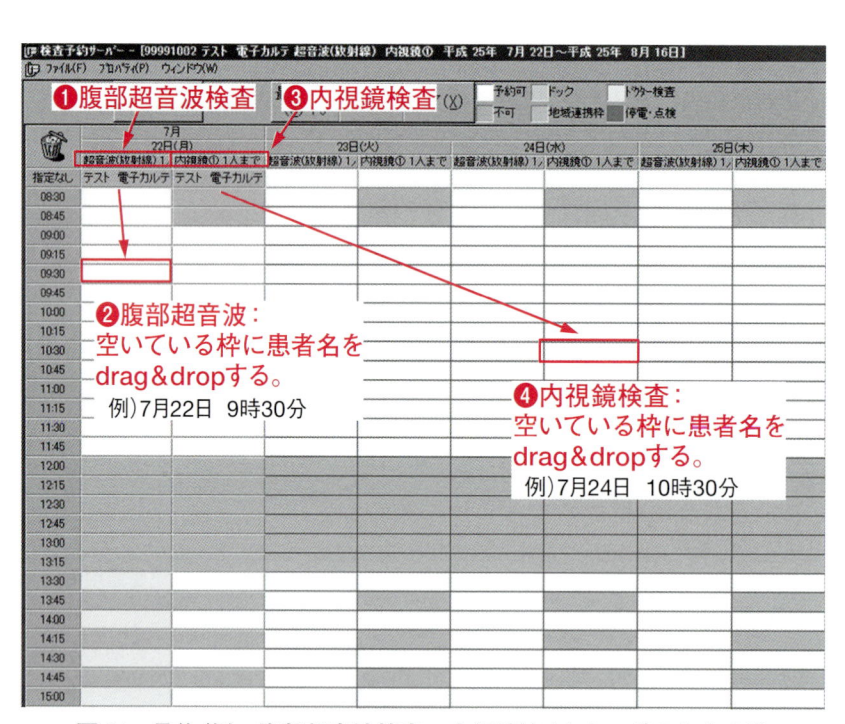

図 34. 予約(例：腹部超音波検査、内視鏡検査)オーダの入力方法

■1 予約項目の確認

ａ．予約の確認

予約が必要な診察や検査か確認する。採血、胸部 X 線撮影、安静時心電図など短時間の検査は、予約なしでも可能であるが、CT 検査、MRI 検査などは原則として予約が必要である。医師の診察も予約が必要か確認する。

ｂ．予約枠の確認

予約が可能な曜日、時間帯、予約の単位時間などを確認する。

■2 スケジュールの確認

診察や検査項目ごとの予約一覧表で、空いている時間に予約を入れる。「CT 検査後の診察」のように、CT と診察の 2 つの予約が必要な場合もあり、複数のスケジュール表が同一画面で確認できると便利である。また、予約の重複チェックのため、患者の他の予約情報(診察、検査、外出、外泊など)が反映されるシステムもある。

■3 コメントの確認

予約項目と時間を記載した予約券を発行するが、患者へのコメントとして必要な事項があれば入力する。「検査30分前に来院してください」「食事をしないで受診してください」「診察前に採血、採尿があります」などである。

●参考文献

1) 中村雅彦：基礎から学ぶ医師事務作業補助者研修テキスト．永井書店，大阪，2009．

●column　　医療事務職の役割分担

　医療はまさに日進月歩であり、新しい診断方法や治療手段の出現により、疾患の早期発見や副作用の軽減、成績の向上がもたらされ受療者への恩恵も大きい。このような中、医療行為は多岐にわたり、また、一つひとつの行為が細分化され、高い精度が求められる。チーム医療を円滑に行っていくためには、それぞれのスタッフが専門性を十分に発揮し、業務に専念できる体制づくりが必要である。

　厚生労働省は、2007 年に通知「医師及び医療関係職と事務職員等との間等での役割分担の推進について」を出し、この中で、「良質な医療を継続的に提供していくためには、各医療機関に勤務する医師、看護師等の医療関係職、事務職員等が互いに過重な負担がかからないよう、(中略)関係職種間で適切に役割分担を図り、業務を行っていくことが重要である」とした。

診断書などの書類作成や、診療録、処方せんの記載についても、医師が最終的に確認し署名することを条件に、一定の知識を有した事務職員が補助として代行することも可能であるとされ、翌年の診療報酬改定での医師事務作業補助体制加算の導入へとつながった。今日、医療事務職もチーム医療の重要な担い手であり、それぞれの役割を理解・尊重し、よりよい医療の提供に努めなければならない。主な**医療事務職の業務**について表にまとめた。

職　種	業　務	備　考
医療事務	・受付(保険証の確認、診療録の表紙・受診票の作成など) ・会計(医療費の計算、徴収、未収金の請求など) ・レセプトの点検、請求 ・医事統計の作成(経営・運営のためのデータ収集および統計の作成)	メディカルクラーク(ニチイ学館)、医療事務管理士(日本医療事務センター)、医療事務(日本医療事務協会)などの民間資格があり、レセプトの点検・請求を主要業務とする。
医師事務作業補助者	・文書作成補助(各種診断書、指示書、意見書などの作成補助) ・診療録の作成補助(POMR による診療録の記載、オーダリング業務) ・医療の質向上に資する事務作業(臨床統計の作成、学会・研究会の資料作成など) ・行政上の業務(救急医療情報システムへの入力、感染症のサーベイランス事業などへの対応)	書類作成などの事務作業を補助し、医師が診療に専念できる環境を整えることを目的に、2008年の診療報酬改定で医師事務作業補助体制加算として導入された。医学に関する 32 時間の基礎講習と、6ヵ月の職場研修が必要である。
診療情報管理士	・病名コーディング(ICD-10、9CM による病名・術式のコーディング) ・診療録の量的点検(必要書類に不備がないか点検) ・診療録の質的点検(記載方法に不備がないか点検) ・製本、ファイリング ・貸出し管理 ・統計業務(がん登録、NCD など) ・DPC 関連業務	診療録の適切な作成・管理を目的に、1972 年から日本病院会を中心に診療録管理士の育成が進められた。1996 年から現在の名称に変更。2000 年の診療報酬改定で、診療録管理体制加算が新たに設けられ、医療機関での採用が広がった。
医療情報技師	・病院情報システム(HIS)の保守点検 ・院内 LAN の保守点検 ・ソフトウェアの開発 ・情報資産のセキュリティ対策 ・個人情報保護対策	日本医療情報学会が付与する民間資格で、認定試験は 2003 年に開始された。病院では医事課職員、医療情報部員などとして勤務するケースが多い。
看護補助者(助手)	・患者介助(食事・排泄・入浴介助、清拭、移動など) ・環境整備(病室の清掃、ベッドメーキング、リネン管理など) ・診察介助(伝票の管理、診察器具の準備・片づけ、材料の整理・補充など) ・検体の運搬 ・物品の運搬(診療録、伝票、書類、X 線フィルムなどの運搬)	看護師の業務を支援する職員として採用が進められていたが、2010 年の診療報酬改定で、急性期看護補助体制加算が新設され、業務に対する評価がなされた。基礎知識を習得するための院内研修を年 1 回以上受講する必要がある。

CHAPTER 7

クリティカルパス

I クリティカルパスとは

　クリティカルパスは、製品の質と作業効率を高めるための工程を管理する手法として 1950 年代に米国の工業界で開発された。医療界には、1983 年に米国において、診断名グループごとの定額支払い方式（Diagnosis Related Group；DRG）の採用を機に取り入れられた。わが国においては、1998 年に DRG-PPS（Diagnosis Related Group-Prospective Payment System）の試行が開始されたのを機に導入が始まった。その後、わが国独自の包括支払い方式である DPC/PDPS（Diagnosis Procedure Combination/Per-Diem Payment System）の開始とともに急性期病院を中心に全国的に取り入れられた。現在では、ほとんどの急性期病院でクリティカルパスが取り入れられている。このようにクリティカルパス導入の目的は経済的側面が大きいが、クリティカルパスの本来の目的は医療の質と効率の両立を図ることにある。クリティカルパスは横軸が時間軸、縦軸がケア項目となった医療のスケジュール表である（図 35）。

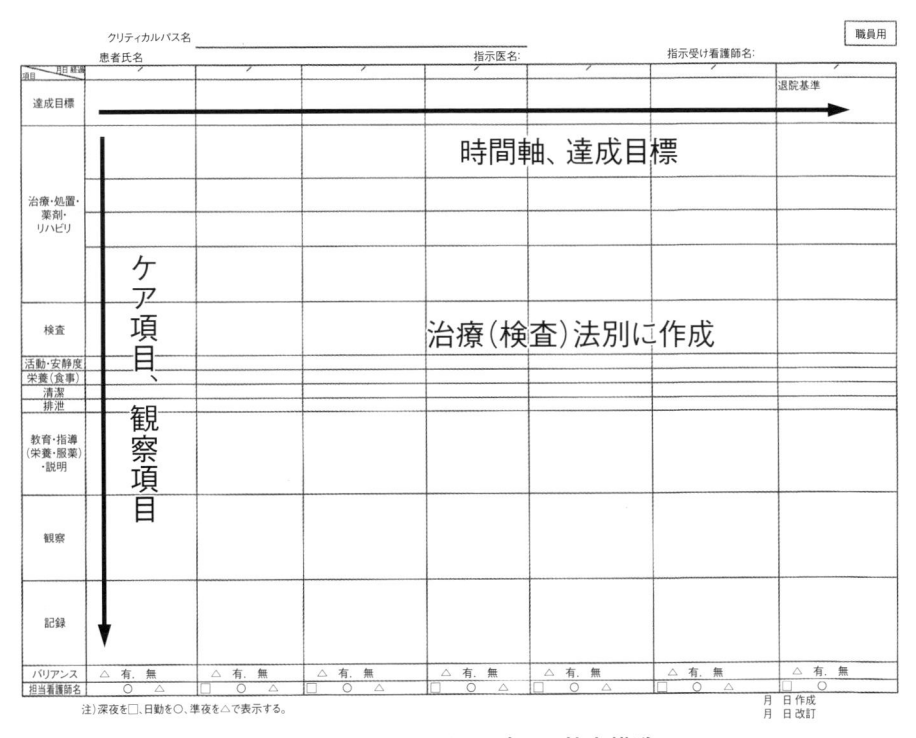

図 35. クリティカルパスの基本構造

さらに、クリティカルパスは単なるスケジュール表ではなく、関係する職種のスタッフが共同して作成した診療・看護・リハビリテーションなどの診療計画書とも言える。原則的に患者説明用もセットで作成する。クリティカルパスの使用にあたっては、患者の状態によりクリティカルパスどおりにいかない場合は修正して使用する。そして修正した事項（バリアンス）を収集し、原因を検討し、必要があればクリティカルパスを見直す。このようにクリティカルパスを運用することにより診療の標準化、EBMの促進、チーム医療の向上効果が得られ、結果として在院日数の短縮、コストの削減効果が得られることとなり医療の質と効率が向上していく。クリティカルパスは、PDCA（Plan-Do-Check-Act）サイクルを回し、医療の質と効率を向上させるための極めて有効なツールとなっている。

Ⅱ　クリティカルパスの原則

　クリティカルパスは、論理的に作成することが重要である。まず、クリティカルパス終了時の達成目標である退院基準を設定し、その達成に向けて入院初日からの日々の達成目標を設定する。達成目標とは、その日に達成できなければ、翌日の計画が予定どおりに進まない事項である。次に、その日の目標を達成するために必要な治療・検査・看護・指導などを設定し、その達成度を評価するための観察項目を設定する。日々のバリアンスの有無は、その日の目標の達成の有無で評価する（図36）。

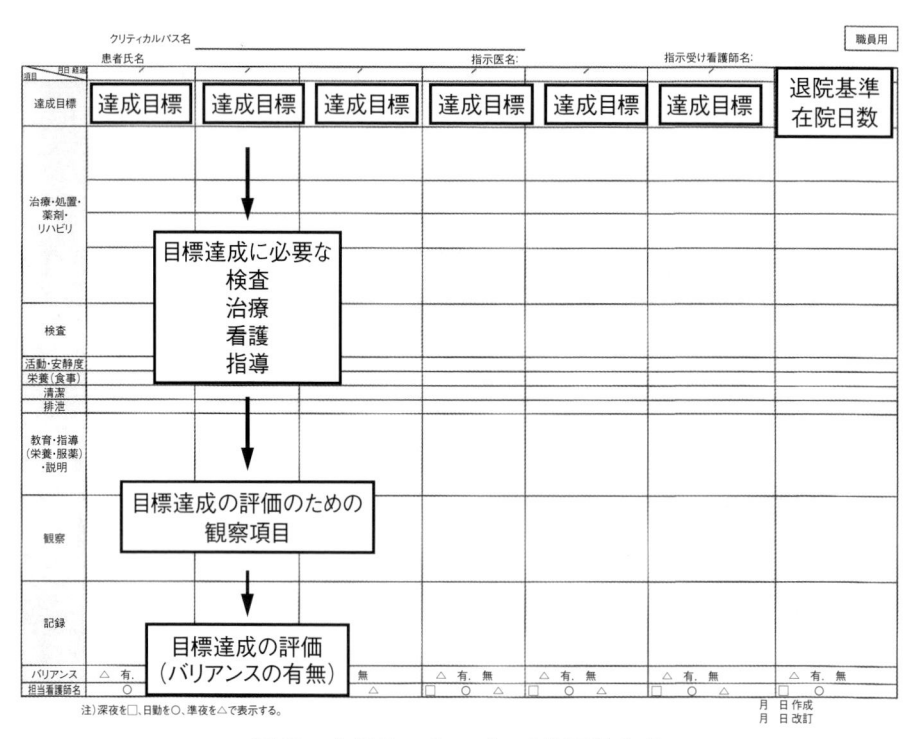

図36．クリティカルパスの論理的作成

74

クリティカルパスの使用は医師が判断し、医師が適用欄に署名または入力することにより患者への使用が始まる。

Ⅲ 電子カルテでのクリティカルパスの作成

電子カルテでクリティカルパスを作成する際は、全体像が見えなくなりやすく上記のクリティカルパスの原則が崩れることがあり注意を要する。新規にクリティカルパスを作成する場合は、Excel などで作成し、電子カルテの空のクリティカルパスに登録することが望ましい。Excel での作成には、ダウンロードして使用できる Excel 版クリティカルパス作成ソフトが MEDIS-DC から公開されている（クリティカルパス・ライブラリー　http://epath.medis.jp）。

Excel などで作成したクリティカルパスを電子カルテに登録する作業は労力を要し、電子化クリティカルパス普及の妨げとなっている。これらの作業にシステムエンジニアや医師事務作業補助者の協力が得られれば作業は円滑に進行する。

Ⅳ 電子化クリティカルパスの運用の活性化に必要なこと

電子カルテの普及が進んでいる現在、これまで紙で運用されてきたクリティカルパスの電子化が大きな課題となっている。電子カルテではクリティカルパスがなくてもセットオーダなどにより業務の省力化が可能であり、一層の効率性とメリットがなければ電子化クリティカルパスの作成と運用は進まない。そのためには、効率性と情報共有が重要であり、以下の条件を満たすことが望ましい[1]。

１ 効率的であることの条件

1．発行や画面展開に時間を要さないこと。
2．オーダの一括発行ができ、再度、オーダの確定を行う必要がないこと。

２ 情報共有のための条件

1．紙クリティカルパスに近い一覧性があること。縮小表示などの工夫により、すべての診療情報をクリティカルパス上に反映させる。
2．追加、変更オーダがクリティカルパスに反映されること。
3．部門システムのオーダ発行や記録が参照できること。これは、紙クリティカルパスでは不可能であり、電子化クリティカルパスの優位点となる。
4．クリティカルパスへの記録が、診療記録・看護記録として保存され、二重の入力が不要になること。

Ⅴ 医療安全上の電子化クリティカルパス運用の注意点

クリティカルパスは、医療の標準化と情報の共有化をもたらし医療安全上も有用である。しかし、落

とし穴があることも認識しておく必要がある。クリティカルパスは、予定されている医療行為の目的、内容を理解していなくても、オーダ発行、指示受け、実施が可能である。また、患者の状態が変化しているにもかかわらず、クリティカルパスどおりに診療が行われる危険もある。これらの危険性は、電子化により増加する。電子化クリティカルパスでは、操作者に疾患についての知識がなくても流れ作業的に一括オーダ発行や指示受けができるためである。また、紙カルテと異なり電子カルテでは全体像の把握が難しく、指示受け、実施も診療内容を十分評価しないまま安易に行われる危険がある。

　これらの問題に対しては、教育・研修のみでは限界があり、以下のようなクリティカルパスの作成での工夫も必要である[2]。

1．条件に応じた複数のクリティカルパスを作成し、適用を厳格にする。
2．プロセス、ステップごとにクリティカルパスを作成し、プロセス、ステップごとに終了あるいは移行基準を設け運用する。

　電子化クリティカルパスの医療安全対策上からも注目されているのが、診療のステップやプロセスごとにクリティカルパスを作成し、患者の状態に合わせて適用させていく方法である（図 37）。

　このようなシステムを導入することにより患者の状態に応じたクリティカルパスが適用され、その情報がスタッフ間で共有される。オーダの中止・変更も減少する。また、これまで作成が困難であった複雑な経過をたどる疾患に対するクリティカルパスの作成も可能となる。そして何よりも電子化クリティカルパスの医療安全上のリスクが減少する。紙では、このようなクリティカルパスの作成・運用は煩雑で困難であったが、電子化により可能となる。

　電子カルテの弱点は、経過の一覧ができないことである。その点で紙カルテと比較し劣るものの、電子化クリティカルパスは経過一覧を可能にする。また、すべてのオーダ入力、結果、記録の参照が一覧画面より可能である。さらに、どこからでも参照可能で、職種間の情報共有の点では、紙のクリティカルパスより格段に優れている（図 38）。

　また、併用クリティカルパスや挿入クリティカルパスなど複数のクリティカルパスの同時使用も可能となる。電子化が進むための条件を考慮して、医療安全への配慮・対策を行いながら電子化を進める必要がある。

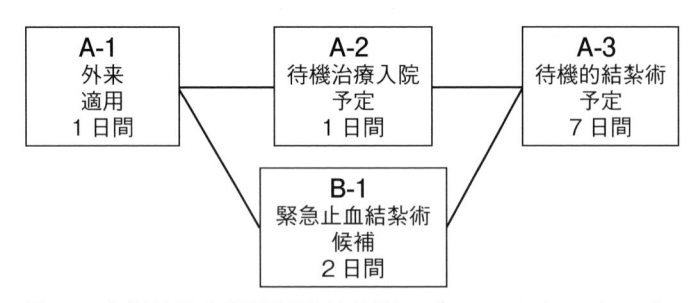

図 37. 内視鏡的食道静脈瘤結紮術のプロセスクリティカルパス
（国立病院機構熊本医療センター消化器内科）
予定入院の場合、A-2、A-3 を適用し、B-1 を除外する。緊急入院の場合、B-1 を適用し A-2 を除外し、止血した後、追加治療の予定が立った時点で A-3 を適用する。

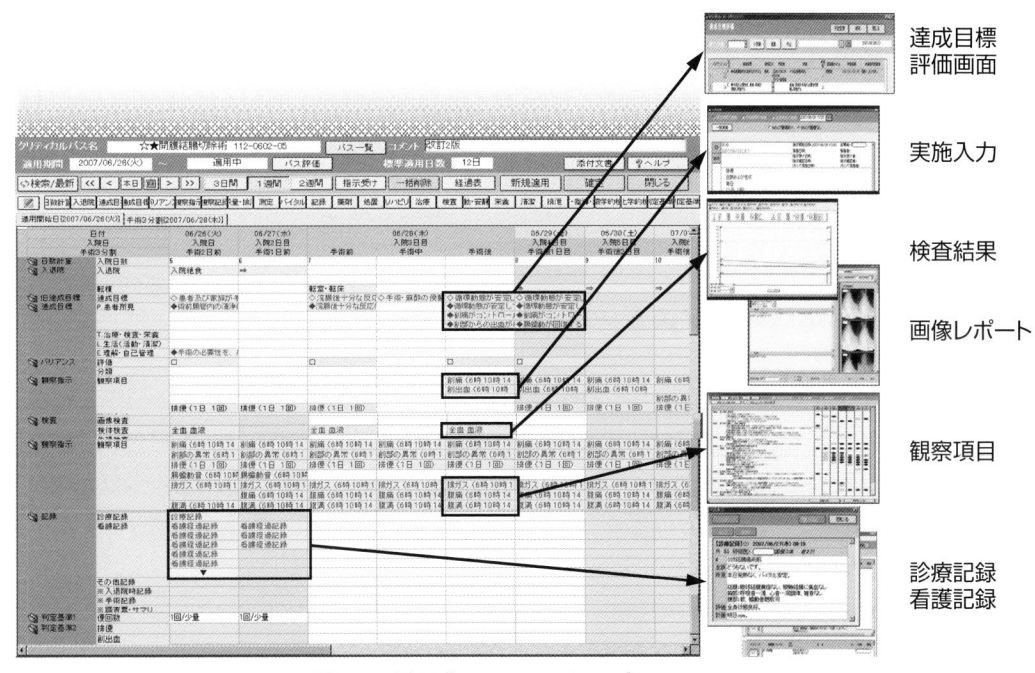

達成目標
評価画面

実施入力

検査結果

画像レポート

観察項目

診療記録
看護記録

図 38. 電子化クリティカルパス

Ⅵ　クリティカルパスの見直し

　使用後のクリティカルパスを見直すことにより、PDCA サイクルが回り医療の質と効率が向上する。クリティカルパスの見直しは、医療現場のスタッフに任されていることが多いため、多くの医療機関では見直しが行われていない。近年、クリティカルパスの見直しに DPC データを活用できるようになり、病院全体での組織的な取り組みが容易となってきている。

　クリティカルパスの見直しには、臨床結果、患者満足、財務結果の3つの視点が重要である。見直しの方法には、EBM 的検討、ケア内容の論理的検討、ベンチマークによる検討、そしてバリアンス分析がある。

■1 EBM 的検討

　薬剤の使用法、検査の必要性を科学的な根拠に基づいて検討し、見直しを行う。薬剤、検査は DPC では包括となるので、適正な使用、実施は財務的にも重要である。

■2 ケア内容の論理的検討

　クリティカルパスの作成は退院基準の設定から行う。退院基準が達成できるように在院日数を設定したら、日々の達成目標(アウトカム)を設定し、その日の目標を達成するための検査、治療、看護、指導などを設定する。見直しでは、このように論理的にクリティカルパスが作成されているかを検討する。この検討により不要な検査は削除される。逆に必要なケア項目が抜けていることもわかり、効率性のみでなく質の向上に役立つ。

③ ベンチマークによる検討

厚生労働省に提出されたDPCデータは、DPC評価分科会において「DPC導入の影響評価に関する調査」としてまとめられ、参加病院別の診療実績として報告されている。診療実績には、疾患別の患者数、手術件数、平均在院日数などが含まれ、ホームページ（病院情報局、http://hospia.jp）上でも公表され病院間の比較が可能である。

④ 収集したバリアンスデータの分析

パスの使用にあたっては、設定した内容どおりにいかない場合、内容を変更して使用する。このように、設定内容と異なることが行われたり生じたりした事項をバリアンスと呼んでいる。バリアンスはその程度により、変動、逸脱、脱落の3段階に分けることができる。変動は、パスの進行には影響しないものであり、逸脱は在院日数などの延長などを要する場合などであり、脱落は重篤な合併症によりパスの使用を中止しなければならない場合などである。これらの生じたバリアンスはパスの見直しの極めて有用なデータである。従来行われてきたバリアンス分析には、退院基準や達成目標のバリアンスから分析するゲートウェイ方式、特定のバリアンスに注目して分析するセンチネル方式、すべてのバリアンスを分析するオールバリアンス方式の3つの方式がある。それぞれ利点・欠点があり、よく行われるゲートウェイ方式は収集・分析のデータ量が少なく、労力も少ないが、在院日数の見直しのみに偏ることが多い。オールバリアンス方式では多くの事項の見直しができる反面、データ量が多く収集と分析に多大の労力を要するのが欠点である。クリティカルパスの電子化が進んでいるが、バリアンスの自動収集・分析の実用化までには至っていない。今後の発展が期待される電子カルテの領域である。

⑤ DPC診療情報分析システムを利用したバリアンス分析

DPC調査提出データのEファイル（診療明細情報）、Fファイル（行為明細情報）を一体化したファイルを用いるとクリティカルパスを使用した症例の在院日数はもとより、すべての日ごとの診療内容を見ることができる。これと退院時要約を組み合わせることにより、1例ごとにすべてのバリアンスとその原因を検討することが可能である。少ない労力でバリアンス分析によるパスの見直しが可能な方法である[3]。

電子カルテの導入に伴うクリティカルパスの電子化は多くのメリットをもたらしているが、作成には多大の労力を要し普及の障害の大きな要因となっている。クリティカルパスは、急性期医療機関においては必須のものとなっており、電子化クリティカルパスの円滑な作成、運用に向けて、多職種チームによる取り組みが必要である。

●参考文献

1) 野村一俊：電子化に当たって留意するクリティカルパス作成の要点. クリティカルパスの新たな展開Ⅶ；クリティカルパスと電子カルテ, pp7-11, ライフ・サイエンス, 東京, 2011.
2) 野村一俊：クリティカルパスの電子化と医療安全. クリティカルパスの新たな展開Ⅷ；電子化クリティカルパスの普及と発展に向けて, pp27-31, ライフ・サイエンス, 東京, 2012.
3) 野村一俊：クリティカルパスのバリアンスを活かすために；DPC診療情報分析システムの活用. 病院経営 2(4)：7-15, 2012.

●column　クリティカルパス見直しの実際

　病院全体での組織的な取り組みの1例として国立病院機構熊本医療センターにおける DPC 診療情報分析システムを利用した見直しを紹介する。

【検討会の日時】毎週水曜日の8時～8時30分の30分間、1つのクリティカルパスの見直しを行う。

【検討会の構成】検討パス担当診療科の医師、看護師と、院長はじめ各部門の代表者

【検討資料】

- ・医療者用クリティカルパス(Excel 出力したもの)
- ・患者用クリティカルパス
- ・直近一連の数症例の MEDI-ARROWS*のパス詳細分析データと退院時要約
- ・DPC 評価分科会の各都道府県別の病院比較データ

　*(株)ニッセイ情報テクノロジーが提供する病院情報分析システム

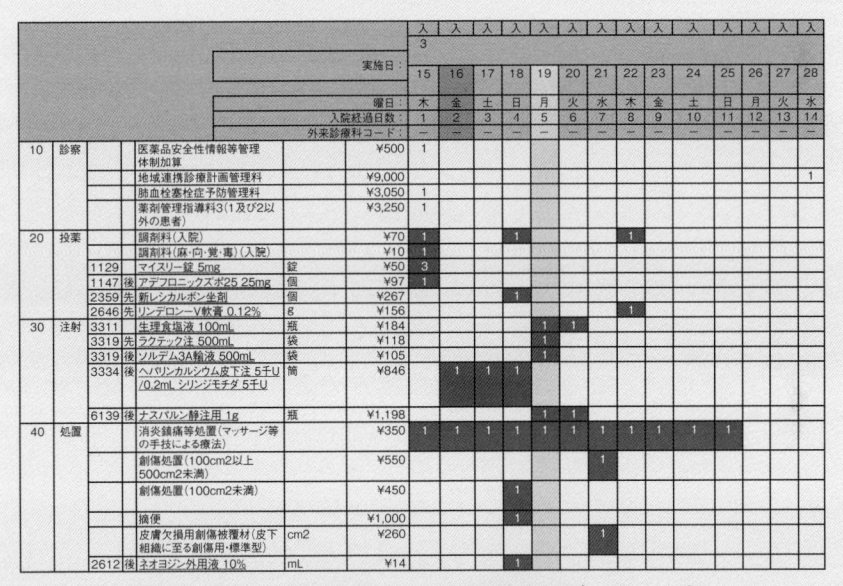

図1．MEDI-ARROWS のパス詳細分析データの一部

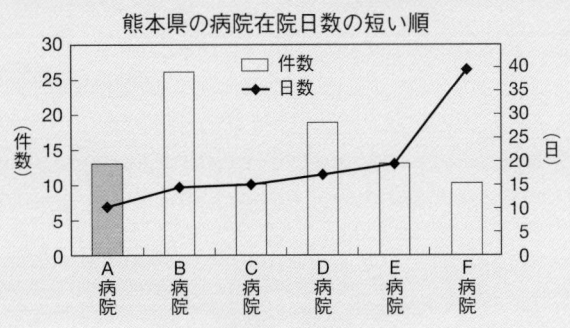

図2．熊本県の病院比較

上腕骨骨幹部骨折：髄内釘　DPC：160720xx01xx0x

（DPC 評価分科会より 2010 年 7 月～2011 年 3 月データ）

【検討内容】

①クリティカルパスの点検：達成目標、在院日数の妥当性、論理的に作成されているか、医療者用と患者用の整合性を検討。

②DPC 診療情報分析システムと退院時要約を用いたバリアンス分析：国立病院機構で採用されている MEDI-ARROWS のパス詳細分析データを利用。図1では、入院期間　手術、各種指導料・管理料、投薬、注射、処置の実施日（数字は実施日と回数）がわかる。

③DPC 評価分科会からのデータによる各都道府県別の病院比較（図2）：他の病院の症例数や在院日数などに関心をもって調べている医師は少なく、地域の他の病院との比較データは、特に在院日数見直しの動機づけに有効である。

CHAPTER 8

部門システム

　患者基本情報(または患者属性；ID、氏名、年齢、性別など)を管理し、行われた医療行為に基づいて診療報酬の請求を行う「医事部門システム」と、診療記録を管理し各種オーダの発生源となる「電子カルテシステム」を合わせて、病院情報システム(Hospital Information System；HIS)または基幹システムと呼ぶ。一方、HIS から患者属性と依頼オーダを受け、各部門でオーダを実施し業務を管理するシステムを部門システムと呼ぶ(**図 39**)。部門システムには、**表 23** のものがある。

　各部門で行われた診療行為や得られた結果は、HIS に送信され電子カルテ端末での閲覧が可能となる。さらに、医事部門では診療報酬が算定され会計が行われる。

　受診時に患者は受付を行い、医事部門で氏名、生年月日、年齢、性別、住所、連絡先などの情報(患者属性)が登録される。さらに、保険の種類、被保険者番号などの確認が行われる(①)。患者属性は電子カルテシステムに送信され、患者ごとのカルテが作成される(②)。診察を行った医師は、検査や治療に必

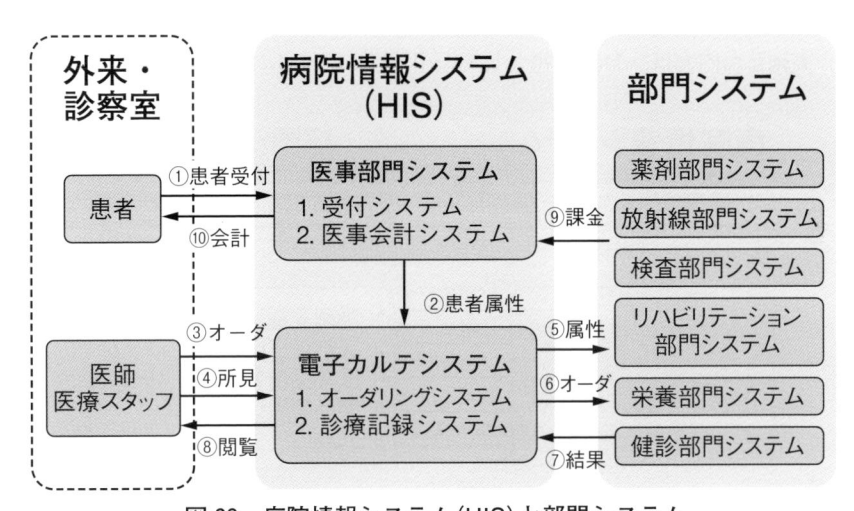

図 39. 病院情報システム(HIS)と部門システム

表 23.　部門システム

・薬剤部門システム
・放射線部門システム
・検査部門システム
・リハビリテーション部門システム
・栄養部門システム
・健診部門システム
・透析部門システム　　　　など

要なオーダをオーダリングシステムから入力する(③)。問診結果や身体所見は、診療記録システムから入力する(④)。依頼されたオーダは、患者属性とともに部門システムに送信される(⑤⑥)。各部門では依頼されたオーダを実施し、結果を電子カルテシステムに送信する(⑦)。さらに、診療報酬算定のため、実施した内容を医事部門に送信し課金する(⑨)。医師や医療スタッフは、電子カルテシステムを通して、各部門からの結果(検査、画像など)の閲覧が可能になる(⑧)。患者は、診療明細書に基づき医療費を支払う(⑩)。

　一般には、電子カルテシステムと医事部門システムを合わせて、病院情報システムと称するが、電子カルテシステムのみを病院情報システムとし、医事部門システムを部門システムの一部とみなす考えもある。

Ⅰ　薬剤部門システム

　薬剤師は、発行された処方せんに疑義がないか、用法・用量、併用禁忌などを自身の目で確認し調剤を行っている。さらに、準備した薬剤を別の薬剤師が再確認(二重監査)し、調剤ミスを防いでいる。薬剤部門システムは、これら薬剤師の業務を支援するもので、正確でより効率的な調剤を行うことを目的としている。

　薬剤部門システムは、電子カルテシステムからの処方(投薬、注射)オーダを受信し、内容を解析し調剤を支援する。実施した内容は、会計情報として医事部門システムに送信される(図40)。

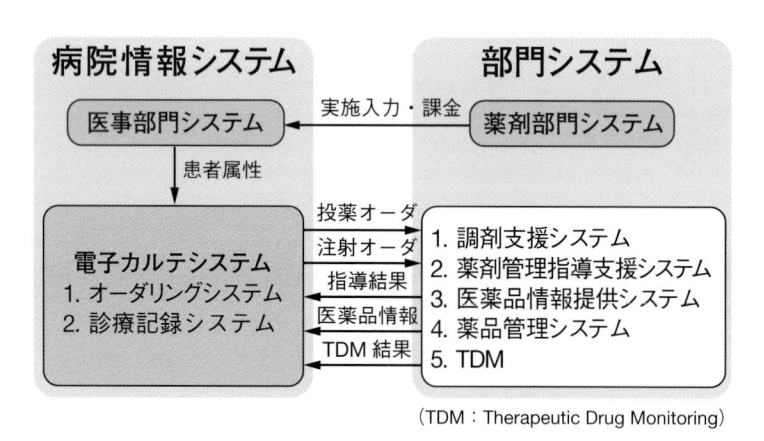

(TDM：Therapeutic Drug Monitoring)

図40. 薬剤部門システムの概念図

1 調剤支援システム

a．監査・処方せん発行

　電子カルテシステムからの投薬オーダに対して、薬歴の確認、重複投与、相互作用のチェックを行い、処方せんを発行する。コンピュータによるチェックを通すことで、より正確で効率的な監査、調剤が可能となる。システムによる監査の例として、複数の規格がある薬剤のカラー印字や、名称類似薬は注意喚起のための文字や記号を表示させるなど、調剤ミスを防ぐ工夫が行われる。

b．薬袋印字システム

処方せん、薬袋、ラベル、患者用の説明書などを自動で印刷・発行する。

c．自動薬剤分包機

錠剤および散剤を1回量ごとに分包する。薬剤ボトルからの薬の配分、1回量への分割、分包までを全自動で行うものを全自動薬剤分包機という。

d．散剤監査システム

散剤調剤における秤取量計算、バーコードによる秤取医薬品の確認、分包数の計算、散剤分包紙への印字などを自動的に行う。

e．液剤監査システム

内用液剤や外用液剤の調剤における処方内容を表示する。また、バーコードリーダによる秤取医薬品の確認を行う。

f．注射処方せん発行

内服薬と同様に、電子カルテシステムから依頼された注射データを、注射処方せんの形で出力する。薬剤師は、用法・用量、投与ルートなどを確認し、安全性などをチェックしながら準備する。

g．アンプル自動払出し機

患者ごとに、注射処方せんに基づき自動的に注射薬をセットで払出しする。

② 薬剤管理指導支援システム

病棟での薬剤管理指導業務を支援する。薬剤師はベッドサイドで、患者が正確に安心して薬を飲めるように、持参した薬剤の確認(持参薬確認)、入院中の定期処方に関する指導(定期指導)、退院時における指導(退院指導)を行っている。薬剤師が指導した内容は、電子カルテシステムに入力され、スタッフ間で情報が共有される。

③ 医薬品情報提供システム

薬剤にかかわる情報の収集、分析、広報活動を行う。また、厚生労働省、製薬会社から発信された情報を整理し、必要に応じて医師および関連部署へ情報提供を行う。

④ 薬品管理システム

薬品の採用および管理、後発医薬品の採用、電子カルテマスターの管理を行う。

⑤ 薬物血中濃度測定(TDM)

血液中の薬の濃度を測定(Therapeutic Drug Monitoring；TDM)して、患者ごとに適した薬の投与量や投与方法を決めていく。抗てんかん薬、抗不整脈薬、免疫抑制薬、抗菌薬などが対象となる。

Ⅱ　放射線部門システム

　放射線部門は、早くから IT 化が図られてきた部門である。診療録の電子媒体による保存（電子カルテ）が認められる 5 年前の 1994 年には「光磁気ディスク（MO）などへの画像の保存」が認められ、医療機関でのフィルムレス化が進められた。

　放射線部門システムの業務の中心となるのは、放射線情報システム（Radiology Information System；RIS）と画像情報管理システム（Picture Archiving and Communication System；PACS）である。さらに、最近では医療機関同士で診療情報の共有を目的とした院外ネットワークの構築や遠隔画像診断が行われている（図 41）。

　放射線部門内でのデータの流れを図 42 に示す。RIS は電子カルテシステムからの検査オーダを受け付け、検査日、検査種別にスケジュール管理を行い、各モダリティに撮影情報を転送する。撮影が行われ、作成された画像データは画像管理サーバに送信される。PACS は画像管理サーバから送られる画像データをファイリングし、読影レポートを作成する役割を担い、画像情報とテキスト情報の一元管理を可能にしている。画像データと読影レポートは、参照画像サーバに蓄積され、電子カルテ端末へ Web 配信される。部門内での実施内容は、医事会計システムに送信され課金される。

1　放射線情報システム（RIS）

　電子カルテのオーダリングシステムから入力された検査オーダは、放射線情報システム（RIS）に伝達される。RIS は受け取った撮影依頼情報を検査日、検査種別に管理し、患者受付時に各モダリティに転送する。さらに、読影依頼がある場合は、読影依頼情報を PACS に送る。

　RIS には、すべての検査オーダと実施情報が集積されるので、データを用いた統計処理が可能になる。業務統計として、診療科別、部位別、モダリティ別の撮影件数や曝射数、使用フィルム枚数、診療報酬

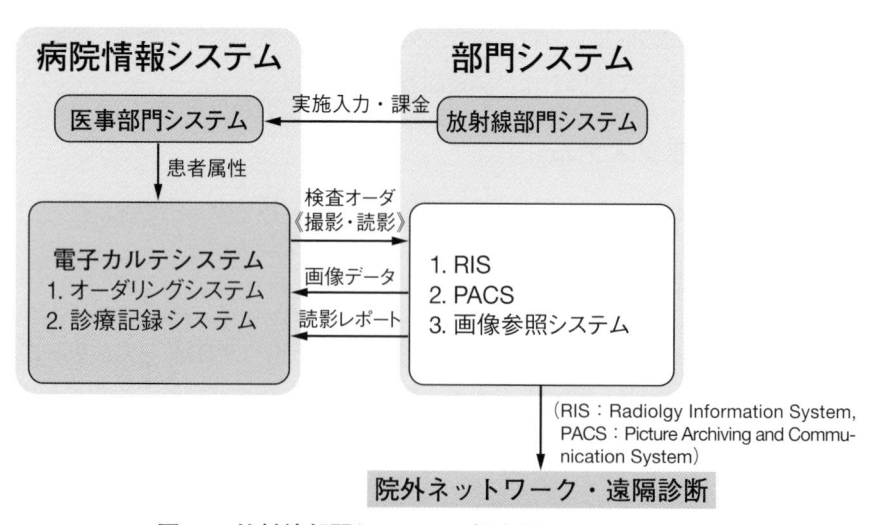

図 41.　放射線部門システムの概念図

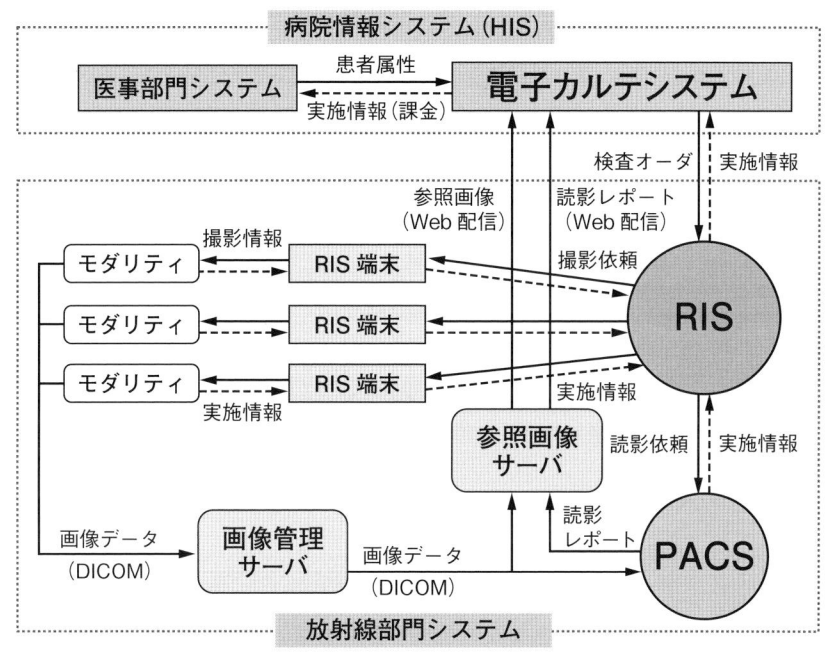

図42. 放射線部門システム内のデータの流れ

点数などを、月報、年報として集計が可能である。また、データは、使用薬剤統計(造影剤、その他薬品)、CT、MRIの稼動状況統計などにも利用される。

2 画像診断装置(モダリティ)

各撮影室では、放射線技師がRIS端末にて撮影依頼情報を確認後、モダリティで患者を撮影し画像データを作成する。モダリティとは画像診断装置のことであり、**表24**のような種類がある。

表24. 画像診断装置

1．一般撮影装置(Computed Radiography；CR)
2．CT撮影装置(Computed Tomography；CT)
3．MRI撮影装置(Magnetic Resonance Imaging；MRI)
4．超音波検査装置(Ultrasonography；USまたはEcho)
5．内視鏡検査装置(Endoscopic Study；ES)
6．透視検査装置(Digital Radiography；DR)
7．血管撮影装置(Angiography；Angio)
8．骨密度撮影装置(Bone Mineral Density；BMD)

3 画像管理サーバ

作成された画像データは、医療情報の標準通信規格であるDICOM(Digital Imaging and COmmunications in Medicine)にて画像管理サーバに転送され、保管・管理される。

DICOMファイルは画像情報以外に、患者属性(氏名、患者ID、性別、生年月日など)、検査条件(依頼

科、検査装置、撮影条件など)の情報を有しており、画像の識別が容易である。さらに、通信が規格化されているため、DICOM 機器同士であれば新たにインターフェースを作成する必要がなく、異なる医療画像機器や電子カルテシステム間においても画像の転送、移行が可能である。一方、静止画像で使われる JPEG(Joint Photographic Experts Group)ファイルは、1/100〜1/10 程度に圧縮可能であるが、患者属性、検査条件などのデータをもたないため、データの転送、移行にあたり画像の識別が困難になってしまう欠点がある。

④ 画像情報管理システム(PACS)

画像データを見ながら、医師が読影レポートを効率的に作成することを支援する。読影医は、画像管理サーバから転送された画像を観察しながら画像診断に対する所見(読影レポート)を作成する。

⑤ 画像参照システム

画像データ、読影レポートを院内に配信するためのシステムで、電子カルテ端末での参照を目的としている。画像データならびに読影レポートは参照画像サーバに蓄積され、院内に設置されている電子カルテ端末から Web ブラウザを用いて両者を参照することができる。

Ⅲ 検査部門システム

一般に部門システムは、電子カルテシステムと連動することで患者属性や依頼オーダ、結果の送受信が自動化され、データの一元管理も容易になる。しかし、検査科においては、検体分析機器や生理検査機器は多種多様で、結果の出力もデジタル表示や紙媒体などさまざまである。出力データにも、数値、波形、画像などの形式がある。検査機器と部門システムさらに電子カルテシステムをどこまで接続し、オーダの自動取り込みや、検査結果の取得をオンライン化するかは、業務の規模による(**図 43**)。スタンドアローン型の部門システムでは、電子カルテシステムからの依頼情報を、検査技師が再度手入力する必要がある。また、検査結果が紙出力されるものは、PDF(Portable Document Format)化してサーバに保存し、電子カルテ端末からの閲覧を可能にするなどの工夫が必要である。

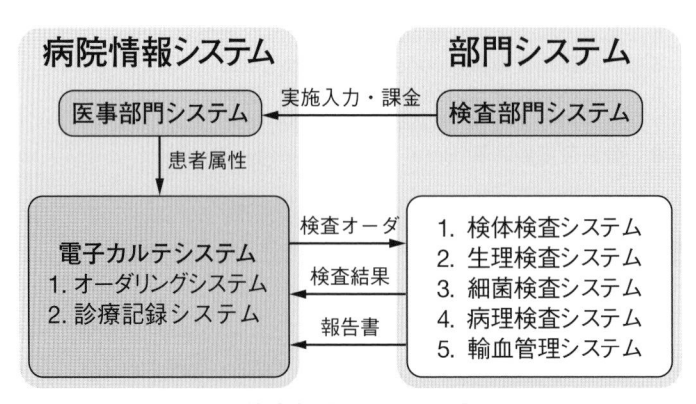

図 43. 検査部門システムの概念図

1 検体検査システム

電子カルテシステムから入力された検査オーダは、自動的に検体検査システムに取り込まれる。受付を行い、検査実施後に結果、実施内容を電子カルテシステムに送信する。検体検査システムの主な役割は次のとおりである。

a．受付

医師からの検査オーダを確認し、依頼情報を各分析機器に送信する。

b．検査準備

1．採取リスト作成：依頼項目別に、採取管の種類、採取量、採取管本数を帳票出力する。
2．ラベル印刷：検体ラベルの出力や採取管の準備を行う。
3．ワークシート作成：用手法検査がある場合は、ワークシートを作成する。

c．検査実施

分析機器でそれぞれ検査が行われ、結果はオンラインで検体検査システムに送信される。検査結果に対してコメントが必要な場合は、検査技師が入力を行う。

d．検査報告

検査技師が検査結果を確認した後、結果を電子カルテシステムに送信する。異常値がみられた場合の医師への報告も行われる。

e．統計

診療科別、医師別の依頼項目や依頼数の集計を行う。また、検査データを抽出し、Excel などで編集できる CSV（Comma Separated Values）ファイルなどを作成する。

f．精度管理

コントロール結果と管理値、計算値での管理限界、標準偏差などを計算する。

g．データ保存

検査データをファイルとして保存し、患者属性、依頼結果が検索できるようにする。

2 生理検査システム

電子カルテシステムから入力された検査オーダは、自動的に生理検査システムに取り込まれる。受付を行い検査が実施される。結果は画像データにレポートが添付され、電子カルテシステムに送信される。生理検査システムの主な役割は次のとおりである。

a．受付

電子カルテシステムからの依頼情報を受け付け、患者別、実施日別、検査機器別などのリストを作成する。

b．検査実施

検査機器により検査を実施する。

c．画像データの保存

画像データは DICOM 形式でサーバに保存される。紙媒体で出力されるものは PDF 化してサーバに

保存する。

d．レポート作成

検査レポートを作成し、画像データなどとともに保存する。

e．結果報告

画像データ、検査レポートは参照サーバに蓄積され、Web 配信されることで電子カルテ端末からの閲覧が可能になる。生理検査は、画像データ、読影レポートの保存など放射線部門と共通する部分が多く、サーバも共有することが多い。

③ 細菌検査システム

細菌検査、病理検査システムはスタンドアローン型を採用する医療機関もあるが、電子カルテシステムと連動することで、依頼情報や結果の自動送受信が可能になる。細菌検査システムの主な役割は次のとおりである。

a．受付

細菌検査の依頼を受け付ける。また必要時に修正、削除を行う。

b．結果入力

一般細菌、抗酸菌培養など得られた結果を入力する。

c．データ表示・確認

依頼オーダ一覧、結果一覧、薬剤感受性一覧などを表示する。

d．データ出力

検査結果台帳、報告書、会計リストなどのデータを帳簿として出力する。

e．統計

検体別件数、検査項目別件数、菌体別件数などを日報、月報の形で出力する。

④ 病理検査システム

病理検査システムの主な役割は次のとおりである。

a．依頼入力

患者属性、診療科、材料、依頼コメントなど情報の管理を行う。

b．切り出し入力

組織診の場合、臓器ごとに切り出されたブロック数、および出力したいラベル枚数の入力を行う。

c．ラベル出力

ラベル(HE 染色および特殊染色など)を出力する。

d．結果入力

診断、所見を入力する。以前の検査歴がある場合は、履歴管理も行う。

e．統計

検査項目別件数、臓器別件数、診療科別件数、クラス別件数などを日報、月報の形で出力する。

5 輸血管理システム

輸血業務に必要な血液備蓄管理や、血液製剤の適正管理、輸血実施業務などをサポートする。輸血管理システムの主な役割は次のとおりである。

ａ．受付

輸血依頼患者の一覧を作成する。患者属性、血液型、発注する血液製剤名などのリストを作成する。

ｂ．検査結果管理

患者ごとの血液型、不規則抗体の有無、過去の輸血歴などの管理を行う。

ｃ．スケジュール管理

患者別、実施日別、製剤別に実施するスケジュールを表示する。

ｄ．備蓄製剤管理

院内に備蓄されている製剤の、血液型、製剤名、製剤番号、有効期限などを管理し、一覧として表示する。

ｅ．自己血管理

自己血を備蓄する場合の、患者名、血液型、採取日、採血量を管理し表示する。

ｆ．統計

血液製剤の種別の使用量、廃棄割合などを月報、年報として報告する。

Ⅳ リハビリテーション部門システム

リハビリテーション部門システムは、医師からの依頼を受け付け、患者、療法士のスケジュール管理を行う。療法実施後は、実施記録が電子カルテシステムに入力される。さらに、実施内容は医事会計システムに送信され診療報酬の請求が行われる(**図 44**)。

リハビリテーション部門システムの主な機能は次のとおりである。

ａ．受付

電子カルテシステムから患者属性とともに、医師からの依頼情報を取得する。新規・変更・中止の登録を行う。

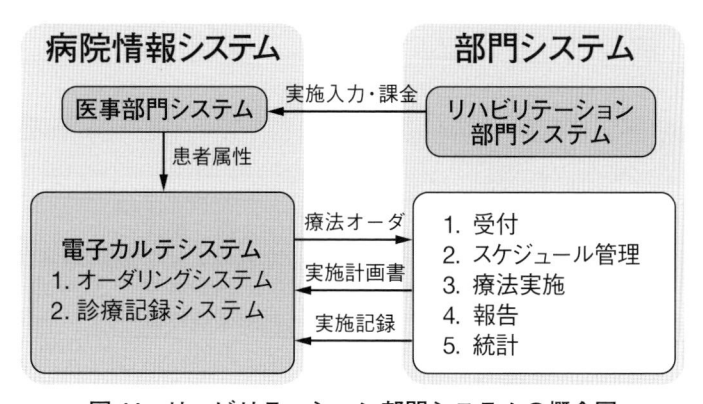

図 44. リハビリテーション部門システムの概念図

b．スケジュール管理

療法、療法内容、場所、開始時間、終了時間などについて、患者、療法士ごとのスケジュールを作成する。

c．療法実施

リハビリテーション実施計画書を作成し療法を行う。療法後は、日常生活機能評価、機能的自立度評価(Functional Independence Measure；FIM)、バーセル指数(Barthel Index；BI)などの評価表を作成する。行った療法の単位数の上限、およびリハビリ算定日数をチェックし診療報酬の請求を行う。

d．報告

療法士は実施したPT、OT、STの内容をカルテに入力する。また、カンファランスの記録やサマリーの作成を行う。

e．統計

日報、月報、年報など各種統計資料を作成する。

Ⅴ　栄養部門システム

病院・施設で提供される食事は、単に栄養を補給するだけでなく、治療および予防医療の一端を担っている。

栄養部門システムの主な機能は次のとおりである(図45)。

a．食数管理

食事せんの登録、訂正、中止、食事せん変更、転室、退院情報などを入力し、病食と人数を管理する。病棟別、時間別(朝、昼、夕)など各種別に必要な食数集計表を作成する。

b．献立管理

食事せんに指示された各食種に対しての献立を作成する。

c．個人献立管理

患者ごとに喫食状況の管理を行う。患者の制限事項や嗜好に合わせた献立づくりが可能になる。

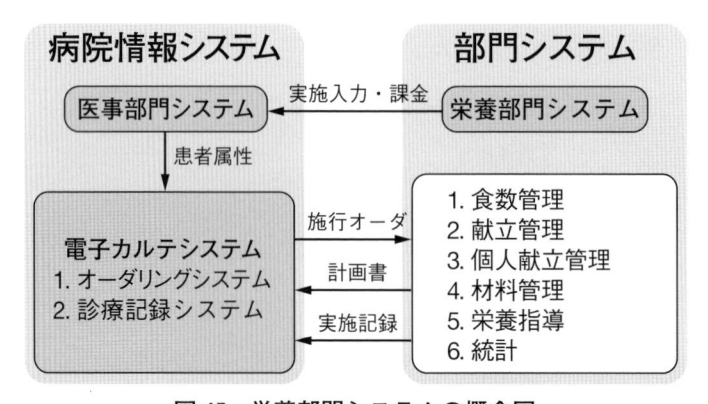

図45. 栄養部門システムの概念図

d．材料管理

食材の発注、納品データの管理、在庫の管理を行う。

e．栄養指導

栄養指導の内容は、電子カルテシステムに入力されスタッフ間で情報が共有される。

f．統計

日計表、月次資料など各種管理資料の作成を行う。

●column　医療機関で取得したい情報管理に関する資格

　医療のIT化が進む中で、情報技術について専門的知識をもった職員の育成が望まれる。日常のコンピュータやプリンタなどハードウェアの故障への対応から始まり、電子カルテシステムや院内LANの管理、さらにソフトウェアの企画・開発など業務は多い。

　診療情報管理士は、日本病院会ら4病院団体協議会が資格を付与している。受験資格は日本病院会が設ける通信教育を受講するか、受験認定指定校にて必須科目を履修することで得ることができる。2000年度の診療報酬改定における「診療録管理体制加算」の導入により、診療録の作成・管理の重要性が再認識され、各医療機関において診療情報管理士の採用が広がった。紙カルテの時代、診療情報管理士の業務の1つは、診療録の「物としての管理」であったが、電子カルテの時代においては「情報の管理」（診療データの二次利用）が重要になっている。

　近年、病院情報システムの導入に伴い、医療情報部を新設する医療機関も多い。職員には情報処理技術の専門家というだけではなく、医学や医療に関する知識も求められる。また、一般企業とは異なるオーダリングシステムや電子カルテシステムなど、医療特有の情報システムに精通する必要がある。日本医療情報学会では、2003年度より医療情報技術の専門的人材の育成に取り組み、**医療情報技師**を認定するための能力検定試験制度を発足させた。医療情報技師の業務は、日々の診療業務にかかわる保健医療福祉情報システムの企画・開発、および運用管理・保守などである。2005年から施行された個人情報保護法においても、電子カルテのセキュリティ対策は重要項目である。電子カルテの普及に伴い、診療情報管理士とともに医療情報技師の果たす役割はますます重要になっている。

　さらに、医療機関の情報システム担当者が取得しておきたい資格として、**情報処理技術者試験**がある。歴史は古く「情報処理の促進に関する法律」に基づき、1969年から通商産業省（現：経済産業省）が、情報処理技術者としての「知識・技能」が一定以上の水準であることを認定している国家試験である。現在では、職業人として備えておくべき情報技術に関する共通的な基礎知識の習得を目的としたITパスポート試験から、独立した立場で情報システムを総合的に点検、評価する高度IT人材の育成を目指すシステム監査技術者試験まで、難易度に応じた12の試験区分がある。

CHAPTER 9

情報セキュリティ

Ｉ　情報セキュリティとは

　病院や会社など事業活動を行っている組織には、その事業活動に必要な顧客の情報、従業員の情報、事業計画の情報、資産の情報などさまざまな種類の情報がある。これらの情報の多くは部外に漏れては困る、関係者だけの秘密の情報で情報資産といわれる。紙に書かれた情報、電子化された情報のどちらも含まれる。情報セキュリティとは、これらの情報資産の安全性を確保・維持し、漏えい、紛失、破壊などから守ることをいう。

　電子化された情報資産の情報セキュリティは、コンピュータ単体を利用する場合のコンピュータセキュリティ、ネットワークを使用する場合のネットワークセキュリティ、情報システムを利用する場合のIT セキュリティに分類される(図 46)。

　近年、情報システムの普及と並行し情報セキュリティが重要になっているが、紙媒体(紙カルテ)と比較して、電子媒体(電子カルテなど)のセキュリティ対策が重要な理由として次の点が挙げられる。

　第一に、電子化された情報は、非常に小さい記憶媒体に多くの情報を保存することができる。例えば、1 入院患者の紙のカルテが平均 100 頁で、1 頁あたり 1,000 文字程度の診療情報が記入されていたとすると、電子化すると 1 入院患者あたり約 50 KB のデータ容量になる。これを 8 GB の USB メモリに入れたとすると、約 16 万人分(=8 GB/50 KB=8,000,000 KB/50 KB)のデータの保存が可能である。一方、100 頁の紙カルテは、最低でも 1 cm 以上の厚みがある。16 万人分を積み上げると約 16 万 cm=1.6 km になり持ち運べないが、USB メモリは簡単に持ち運びができる。また、小さいので盗難や紛失に遭いやすく、電子媒体の情報セキュリティ管理は非常に重要になる。

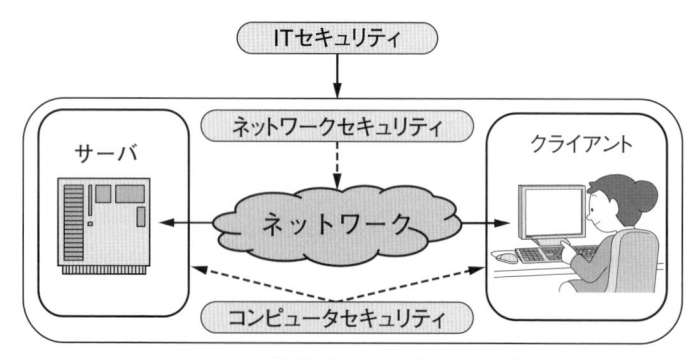

図 46. 電子情報のセキュリティの分類

第二に、電子化された情報は、コピーが簡単につくれる。紙媒体では、コピーと原本は明らかに区別が可能であるが、電子化された情報はコピーと原本の区別が困難である。

第三に、紙媒体では筆跡でほぼ誰が記述したのか判別できるが、電子化された情報ではすべて文字コードになっているため、誰が記述したのか不明確である。さらに、一部を修正した場合や、追記をした場合など、紙媒体では一目瞭然で把握できるが、電子媒体ではそのような行為があったことを判別することは困難である。

第四に、紙媒体は1つしか存在しない。このため、ある場所で誰かが見ていると他の人は見ることができない。電子化された情報は、端末があれば複数の場所から見ることができ、利便性が非常に高く情報共有にも役立つが、適切な管理が行われないと関係のない第三者の閲覧も可能となってしまう。

一方、これらの問題も視点を変えると利点でもある。電子化して小さい情報にできるので、大規模なカルテ保管庫が不要になる。また、電子化されて活字表示されるので、読みやすく患者説明に用いることができ、誤読が減少し医療安全に寄与する。さらに、統計処理も容易にでき医療の質向上に貢献するなどの利点がある(表25)。

表25. 紙の情報と電子化された情報の特徴

	紙の情報(紙カルテ)	電子化された情報(電子カルテ)
利点	・記録・閲覧に特別な道具が不要。 ・自由なレイアウトが可能。 ・一覧性に優れている。	・複製が容易。 ・保管スペースが小さくてよい。 ・ネットワークで簡単に転送できる。 ・編集が容易。 ・動画や音声など、動きのあるメディアを扱える。
欠点	・大きな保管庫が必要となる。 ・完全な複製がつくれない。 ・乱筆・達筆による誤読の心配がある。 ・物理的な移動コストがかかる。 ・動画や音声が扱えない。	・情報漏えいのリスクが高い。 ・データの再生には、特別な機器が必要。 ・ハードディスクなど保存媒体が故障する可能性がある。 ・一覧性に劣る。 ・電源がないと見られない。

II 情報セキュリティ事故発生の3要件

情報セキュリティの事故が発生するためには、次の3つの要件が必要である(表26)。

第一に、漏えい、紛失、破壊などから守るべき情報資産が存在することである。広く公開したい、あるいは公開している情報である場合は、情報資産ではない。

第二に、事故になる脅威が存在することである。脅威とは、第三者が故意に情報資産を盗む・破壊するなどを行う場合と、当事者が間違った操作をして情報資産を書き換えたり、USBメモリなどにコピーして持ち出した情報を紛失したりする場合などがある。

第三に、脆弱性が存在することである。脆弱性とは、脅威から情報資産を守るための手段・措置などに欠陥や問題点が存在することをいう。特に、コンピュータシステムは非常に複雑で、完全に安全性が

保障されたシステムはなく、必ず設計・製造段階では気がつかなかった情報セキュリティ上の欠陥が存在する。

情報セキュリティ事故が発生するためには、上記の3つの要件がすべて必要である。情報資産があっても脅威がなければ、情報資産の漏えい・紛失・破壊は起きない。同じように脆弱性がない、つまり完全な情報セキュリティ対策が存在し、それを導入していれば、情報セキュリティの事故は発生しないことになる。

表26. 情報セキュリティ事故発生の3要件

1. 情報資産(Information Asset)
   組織や企業がその業務を遂行するうえで不可欠な情報。
2. 脅威(Threat)
   それが発生した場合、望ましくない影響を及ぼす可能性がある事象。
3. 脆弱性(Vulnerability)
   情報セキュリティ上の欠陥や問題点。

Ⅲ　情報資産への脅威

情報資産への脅威は、人が関与する人為的なものと、人が関与していない非人為的なものに分けられる。さらに、人為的なものには意図的な脅威と、非意図的(偶発的)な脅威が存在する(**表27**)。

人為的で意図的な脅威は、不正アクセスと呼ばれるもので、情報システムに不正に侵入して、情報の改ざんや破壊・消去、情報の漏えい、システムのサービス停止や破壊などの活動を行う。人為的で非意図的な脅威は、操作ミスや不注意による、いわゆるヒューマンエラーである。例えば、操作ミスによるデータの消去や不適切なデータの書き込み、ハードディスクのデータを不完全消去のまま破棄したことによる情報漏えいなどがある。

非人為的で非意図的な脅威には、火災・地震・水などの自然災害と、ハードウェアの劣化による故障や障害などがある。

表27. 情報資産に対する脅威の分類

	人為的	非人為的
意図的	不正アクセス ・不正侵入 ・破壊 ・漏えい ・改ざん　…など。	―
非意図的 (偶発的)	ヒューマンエラー ・操作ミスや不注意による脅威 ・プログラムミス ・不適切なハードウェアの廃棄 ・紛失　…など。	災害・事故 ・火災、地震、水害など。 ・ハードウェアの故障、障害など。

Ⅳ 情報セキュリティ対策の5つの機能

情報セキュリティ対策は、その目的と時間経過で5つの機能に分類することができる（図 47）。

① 抑制機能

人間の常識やモラルに対する働きかけである。例えば、監視や検閲を実際に実施しなくても、「監視中」という貼り紙などを目立つ場所に掲示することで、犯罪や不正行為を思いとどまらせ、問題の発生を未然に防止することが可能になる。

② 予防機能

情報システムに対して、必要な情報セキュリティ対策を事前に講じておくことで、事故の発生を予防する機能である。事前に対策を講じることは抑制機能と同じだが、抑制機能が人間への働きかけであるのに対して、予防機能はシステムへの技術的対策である。

③ 防止機能

情報システムへの不正アクセスや利用者の誤操作による情報資産の漏えい・破壊・消去などの具体的な脅威に対して、情報システムへ直接的に対策を行い防御する機能である。抑制機能や予防機能だけでは、悪意のある人が行う盗聴、改ざん、破壊、あるいはシステムの故障などの脅威を排除することはできない。また、利用者の誤操作も完全になくすことはできない。このため防止機能は最も重要な機能となる。

④ 検知機能

不正アクセスやシステム故障などの事故発生を早く発見し、管理者へ通知する機能である。たとえ情報セキュリティ事故が発生しても、早く発見できれば、直ちに対策を実行することで、事故の拡大を防ぎ、被害を最小限にとどめることが可能となる。

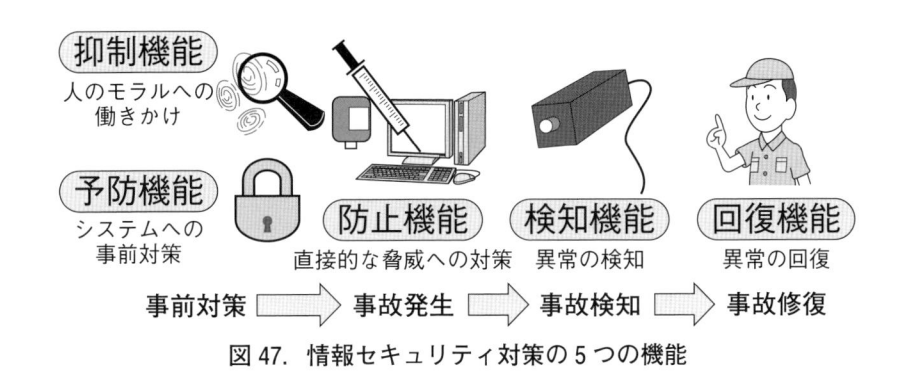

図 47．情報セキュリティ対策の5つの機能

5 回復機能

　検知機能により情報セキュリティ事故を検知した場合に、システムを正常な状態に復旧させるための機能である。事故発生から回復までの時間を短縮できれば、それだけ被害を最小限に抑えることが可能となる。

V　情報セキュリティ対策の分類

1 情報セキュリティ対策への要求事項

　情報セキュリティ対策には、3つの要求事項がある(**表28**)。

1）機密性

　アクセス認証とアクセス権チェックの2つがある。アクセス認証では、情報資産にアクセスする人の識別を行い、アクセス権限のある人にアクセスを保証し、アクセス権限のない人が情報資産にアクセスできないように識別する。また、アクセス権のチェックでは、情報資産に対する参照、追加、更新、削除などの各操作に関して、アクセス権限のある人に許されている権限の操作を保証する。

2）完全性

　情報資産が不正アクセスや利用者の誤操作などによって改ざん、破壊、消去などがなされないようにすることで、情報資産の正当性・正確性・網羅性・一貫性を維持する。

3）可用性

　収集・蓄積された情報資産を、必要なときに確実にアクセスできるように、情報システムを保守し常に利用できる環境を維持する。例えば、情報システムやネットワークの故障などにより情報資産へのアクセスができなくなることや、記憶媒体の劣化による読み出しや書き込みのエラーを防ぐことである。

表28. 情報セキュリティ対策への要求事項

1. 機密性(Confidentiality)
   ・情報資産に対するアクセス権限をもたない者から情報を守ること。
   　アクセスとは参照、追加、更新、削除など。
2. 完全性(Integrity)
   ・情報資産の正当性・正確性・網羅性・一貫性を維持すること。
   ・不正によって改ざん、破壊などがなされないようにすること。
3. 可用性(Availability)
   ・収集・蓄積された情報が、常に利用できる環境を維持すること。
   ・必要なときに、情報に確実にアクセスできること。
   ・媒体の劣化、コンピュータの故障などにより再現できなくなることを防ぐこと。

2 情報セキュリティ対策の種類

　実際に実施する情報セキュリティ対策は、3つに分類される(**表29、図48**)。

表 29. 情報セキュリティ対策の種類

1. 物理的セキュリティ対策
   建物や設備を対象とした耐震設備、防火設備、電源設備、回線設備、入退室管理設備、防犯設備など、建物、情報システム室への不審者侵入を防ぐことや、災害や設備障害などの被害を最小限にとどめること。
2. 技術的セキュリティ対策
   アクセス制御、認証、暗号化、侵入検知、コンピュータウイルス対策など、主としてコンピュータセキュリティ、ネットワークセキュリティ、IT セキュリティなどを指す。
3. 組織的セキュリティ対策（人的セキュリティ対策）
   情報セキュリティ・ポリシーや運用管理規程などの策定および運用管理・監査や教育など、組織や情報システムの運用ならびに情報の取り扱いに関する対策全般を指す。

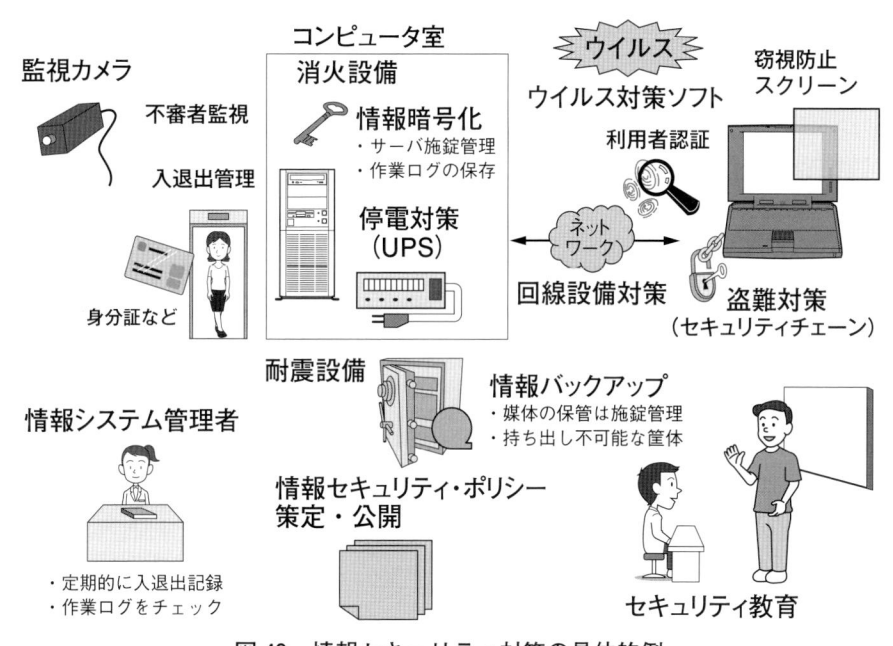

図 48. 情報セキュリティ対策の具体的例

1）物理的セキュリティ対策

　建物や設備を対象とした対策が主体になる。例えば、地震に対応した建物やコンピュータ室の耐震設備、火災に対応した不燃ガスなどの防火設備、停電に対応した無停電電源設備や自家発電設備の設置など、災害や設備障害による被害を最小限にとどめる対策である。さらに、建物あるいは建物内の各部屋への不審者侵入を防ぐためのセキュリティゲートや監視カメラの設置など、悪意のある人に対する対策も含まれる。

2）技術的セキュリティ対策

　コンピュータやネットワークに直接的にセキュリティ技術を用いた対策である。例えば、指紋などによる利用者の認証、情報の暗号化、コンピュータウイルス対策などがある。脅威に対する最も直接的な対策となる。

３）組織的セキュリティ対策（人的セキュリティ対策）

　組織や情報システムの運用ならびに情報の取り扱いに関する対策である。物理的セキュリティ対策や技術的セキュリティ対策を実施したとしても、それらをうまく運用していかなければ情報セキュリティは機能しない。そのためには組織において情報資産を保護するための基本原則として、その方針、目的、範囲、義務、罰則などを明文化(情報セキュリティ・ポリシーという)するとともに、セキュリティ委員会などの組織を構築し、運用管理規程を定め、監視や教育・訓練などを行い、組織全体で行う組織的セキュリティ対策が必要である。このとき、教育・訓練を人的セキュリティとして分ける場合もある。

Ⅵ　物理的セキュリティ対策

■1 建物・設備対策

１）建物や部屋の看板

　一般社会では、非常に重要な情報システム、例えば全国銀行資金決済ネットワークのシステムなどは、テロや強盗のターゲットとなるために看板を掲示していない。その存在を明らかにしなければ、それだけセキュリティが強化される。建物内の各部屋の表示にも注意が必要である。

　病院では、その社会目的から広く一般社会にその存在を明らかにする必要があり、人目につく形で看板を掲載することが多い。外来患者が利用するのは受付、診察室、各種の検査室や売店などで、入院患者はそれに加えて病棟へも出入りする。しかし、職員でない限り、診療情報管理室や情報システム室などの院内業務を行う部屋へ行くことはまずない。しかしながらこれらの部屋に対しても看板を掲げている病院が多いのが現状で、これは悪意のある者に対して「情報はここにあります」と教えているのと同じことになる。これらの部屋は、患者には直接関係がない部門であり、職員が知っていればよいので、看板は掲げないのがセキュリティ対策上では重要になる。また、このような部門がある場所は、職員のみが行き来する場所に存在することが多い。そこで、このような場所の通路で職員以外の人を見たら、必ず職員は声をかけることを実践すれば、不審者に対し、職員による監視の目があるとの認識をさせて抑制機能を働かせることが可能になる。いわゆる人が行う物理的セキュリティ対策である。

２）監視カメラの設置

　夜間など人の目が届かない場所では、監視カメラを設置するのが有効である。しかし、監視カメラの台数が多いと監視するだけでも大変な作業になるばかりか、システムも高価になる。監視カメラは、本物とダミーをうまく組み合わせて、監視をしていることを外部の者に知らせることで、抑制機能を働かせることができる。

３）入退室管理

　病院には、患者、家族、見舞客、出入りの業者など多種多様な人々が出入りする。大規模な病院になればなるほど人々の出入りが多くなり、その管理が行き届き難くなる。大学病院医局での金銭やノートパソコンなどの盗難は、よくみられるケースである。これらを予防するには、第一に院内をセキュリティレベルに応じてゾーン分けし、各ゾーンへの移動には特別な身分証などによる扉の開閉や、入退出の記

録を管理するなどのセキュリティの確保が重要である。

❷ 盗難などへの対策

1 ）盗難対策

　重要な機器には盗難防止用のセキュリティチェーンを設置する。ノートパソコンは、小型で軽量であるために鞄に入れて持ち運びができ、さらに中古でも高値で取引されるので最も盗難に遭いやすい機器である。しかも、医療機関では出入りの際に鞄の中を確認していない。ノートパソコンが盗難に遭った場合に、機器そのものが高価であるだけでなく、そのハードディスク内に書き込まれている個人情報の漏えいが問題となる。これらにはノートパソコンをセキュリティチェーンで固定するだけでなく、ノートパソコンの起動にパスワードを設定する、指紋認証を用いる、ハードディスク自体にパスワードを設定するなどの対策が必要である。

　また、最近の電子カルテでは、シンクライアントという端末を用いる場合も多い。シンクライアントの概念は、端末の本体をコンピュータ室においてディスプレイとキーボード・マウスのみを必要な診察室などへ配置したものである。診察室にあるシンクライアントの内部には情報が一切記憶されておらず、シンクライアント自体が盗難されたとしても、情報漏えいが起きない仕組みになっている（図 49）。

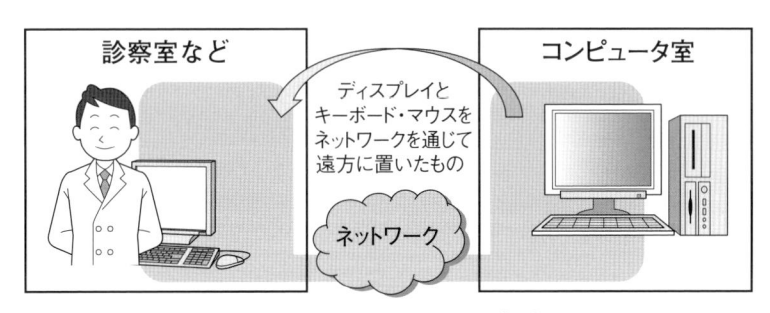

図 49. シンクライアントの概念図

2 ）窃視防止対策

　ディスプレイは、ある一定方向からだけしか見えないと日常的に使用するには大変不便である。このため、できるだけ幅広い角度から表示情報が見えるように設計されている。このディスプレイをそのまま病院で用いる場合は、患者とその家族および医療従事者しかいないような診察室ではよいが、ナースステーションなどさまざまな患者や見舞客から見える部門では、ディスプレイの配置を検討し、廊下などからは見えない位置に設置する必要がある。あるいは、窃視防止スクリーンをディスプレイに貼り、ディスプレイの正面からのみ見ることができるような情報漏えい対策が必要になる。

❸ 災害対策

1 ）停電対策

　商用電源の停電に対する対策を実施しないと、情報システムは停電になった瞬間に停止してしまう。停電時にハードディスクへアクセス中である場合は、アクセスしていたデータが破壊されるだけでなく、

ハードディスクそのものが故障し、すべてのデータが読み出しも書き込みもできなくなる。通常、病院では停電の対策のために自家発電装置を設置しているが、これは手術室や人工呼吸器などの生命維持装置を稼動させるための対策である。このため、情報システム用には、別のUPS（無停電電源装置）の設置が必要になる。UPSは、常時商用電源に接続され、内蔵されているバッテリーに電気を蓄積しておく。商用電源の停電を検出すると、UPSはバッテリーから情報システムに電力を自動的に供給する。しかし、この電力はUPSが情報システムを安全に自動停止させる処理を行う間、または担当者がシステムの停止処理を実行するまでの短い時間のみ供給されるだけである。

　一方、クライアントの方は、UPSを設置していない場合がほとんどである。ノートパソコンは、停電でも自身のバッテリーから電力が供給されるが、ディスクトップにはバッテリーが内蔵されていない。このためディスクトップで重要な業務を行っている場合は、それぞれでUPSを設置して停電対策を実施する必要がある。

2）火災対策

　病院など一般の建物には、火災対策としてスプリンクラーが設置され、火災発生時には、天井から水が放出される仕組みになっている。しかし、情報システムが設置されているコンピュータ室では、スプリンクラーの水による消火活動を行った場合には、システムが故障して、情報が破壊され読み出せなくなってしまう。このためコンピュータ室には、不燃ガス（窒素系ガスを用いることが多い）を用いた消火設備が設置される。コンピュータ室を不燃ガスで充満させ、コンピュータ室から酸素を除くことで消火活動を行う。この消火の際には、人が内部にいると窒息死するために、人が退避したのを確認して稼動させる必要がある。

3）耐震対策

　最近では、病院の建物そのものが免震・耐震構造になっている場合が多い。コンピュータのハードディスクは、ディスクからの情報を読み書きするヘッドという装置が、高速回転（1分間に6,000〜9,000回転）しているディスクの盤面から数μmmのところにある。ちょっとした揺れで、ヘッドがディスクの盤面をこすりディスクを傷つけ、情報の読み書きができなくなる。このため、コンピュータ室は、室内を免震構造の二重床にしてコンピュータを地震などの揺れから守る対策をしている。

Ⅶ　技術的セキュリティ対策

1 個人認証

　情報システムにおいて、真正性を確保するために、使用する人が誰であるかを特定化する個人認証は最も重要である。個人認証とは、「本人しかもち得ない属性を確認し、本人であることを確認すること」である。この本人しかもち得ない属性には、知識属性、所有物属性と生体属性の3種類がある。

　知識属性とは、本人しか知り得ない情報に基づき認証を行うための属性で、通常は利用者IDとパスワードによる個人認証が行われる。所有物属性とは、本人だけがもつ装置などに基づき認証を行うための属性で、例として、ICカードの社員証やクレジットカードなどを用いた認証が挙げられる。生体属性

とは、本人の身体的な特徴(本人しかもち得ない身体的特徴)に基づき認証を行うための属性である。よく用いられる生体属性としては、指紋や静脈がある。

1) 利用者 ID とパスワードによる認証

利用者 ID とパスワードによる個人認証は基本的な認証方法で、どのような情報システムでも必ず使用している認証方法である。利用者 ID は利用者が誰であるのかを情報システムが識別するための情報で、パスワードは本当に利用者 ID の人であるかを確認するための情報である。通常、利用者 ID は、社員番号や本人の氏名を用いることが多く、パスワードは情報システム管理者がユーザ登録をする際に仮パスワードを付与し、各ユーザが情報システムを最初に使用する際に本人しかわからないパスワードに変更する。不正アクセスをしようとする人に勝手に利用者 ID とパスワードを使用されないようにするためには、パスワードを簡単には憶測できないものにして、適切な管理を行うことが重要である。

憶測できないパスワードは、パスワード作成の基本(表30)に示す条件を満たすパスワードである。例えば、キャッシュカードは4桁の数字のみなので、パスワードは10,000種類である。8文字のパスワードを数字のみで作成すると10^8(=1億)通りのパスワードが考えられるが、これを数字とアルファベット(大文字・小文字の区別なし)を用いて作成すると33^8(≒1.3064兆)通りのパスワードになり、さらにアルファベットの大文字・小文字の区別をすると56^8(≒96.7173兆)通りのパスワードが考えられる。パスワード破りのために、1秒間で10,000通りのパスワードを試験することができるコンピュータですべてのパスワードを試験すると、33^8通りのパスワードを試験するには約4年間が必要な計算になる。このようにパスワードは、長くしかも使用する文字の種類を増やすことで、強固なパスワードにすることが可能である。

またパスワード破りをするソフトウェアは、パスワードに使用されやすい単語辞書をもっていて、それらの単語から試験していくため、辞書に掲載されている単語を使用すると、すぐにパスワードを破られてしまう。パスワードは意味のない文字の羅列にすることが重要である。パスワードを意味のない文字の羅列にすると、ついつい紙に書いてしまいがちだが、もし、紙にパスワードを書き留めておくなら、そのメモは鍵をかけることができる書庫などに保管することが原則である。さらに、システム管理者が最初に設定したパスワードは直ちに変更すること、パスワードを入力する際には周りで他の人が見ていないか注意することも利用者が行うべき情報セキュリティの基本である。他の人がパスワードを入力する際には、入力画面や入力中のキーボードなどが見えない方向を向いてあげるのが情報システムを使用している人のエチケットといえる。また、従来はパスワードを定期的に変更することが推奨されてきたが、2017年に米国国立標準技術研究所(NIST)から「定期的な変更をすることでパスワードのつくり方がパターン化し簡単なものになることや、使い回しをするようになることの方が問題であり、サービスを提供する側がパスワードの定期的な変更を要求すべきではない」との見解が示された。これに対応し

表30. パスワード作成の基本

・長いパスワードにする(最低でも8文字以上)。
・大文字・小文字・記号を混在させる。
・apple など辞書に掲載されている単語をそのまま使用しない。
・生年月日、氏名、電話番号など自分に関連する情報を用いない。

表31. パスワード管理の基本

利用者	・初期設定パスワードは必ず変更する。 ・パスワードを紙に書いてディスプレイなどに貼り付けない(忘れたときのために紙に書いた場合は、鍵のかかる書庫などで管理する)。 ・パスワードは他人に貸さない、教えない。 ・パスワードの入力中を人に見せない。
システム管理者	・初期パスワードの変更をしていない利用者 ID の利用を停止する。 ・利用者からのパスワード変更依頼は本人を直接確認し再設定する。 ・パスワードの入力ミスが一定回数あったら利用者 ID の利用を停止する。 ・退職者などの利用者 ID を停止する。

て日本でも、内閣サイバーセキュリティセンター(NISC)や総務省から、「パスワードを定期変更する必要はなく、流出時に速やかに変更する」という変更が行われた。ただ、この場合も情報システムやサービスの間で使い回しのない、固有の強固なパスワードを設定することが求められる。

　情報システム管理者によるパスワード管理業務としては、初期設定パスワードの変更をしていない利用者、パスワード入力を複数回間違えた者などの利用権を停止するなどの管理を行う。また、これらの利用者の利用権を復活させる場合には、本人からの申請をもとに本人を直接確認して復活させなければならない(**表31**)。

２）IC カードなどによる認証

　社員証などの個人の所有する物体に IC カード(Integrated Circuit card)などを用いて、これを情報システムで読み取ることで個人認証を実施する。IC カードには、情報(データ)の記録や演算をするために集積回路(IC)が組み込まれている。演算ができることから複製を作成することが困難であり、安全といわれている。しかし、個人の所有物は貸し借りができること、また紛失した場合は取得した者の不正利用が考えられる。このため、IC カードのみでの個人認証を実施している事例は少なく、IC カードは利用者 ID 識別にのみ用い、パスワード入力により本人認証を行うという両者を組み合わせて使用するのが一般的である。

３）生体認証

　生体認証は、指紋や静脈など個人の身体的な特徴を用いて個人認証を行う方法である。

ａ．指紋認証

　指紋認証は、皮膚の凹凸の紋様である指紋を利用した認証で、パソコンにも搭載されていてよく知られている認証方法である。指紋の盛り上がっている部分を「隆線」と呼び、隆線が切れている端点と、分かれている分岐点の位置と方向を検出して、その一致度を用いて個人認証を行っている(**図50**)。

　指紋の照合精度には、登録している人の指紋なのに登録していないと誤って認識してしまう「本人拒否率」と、登録されていない指紋を登録している人の指紋と

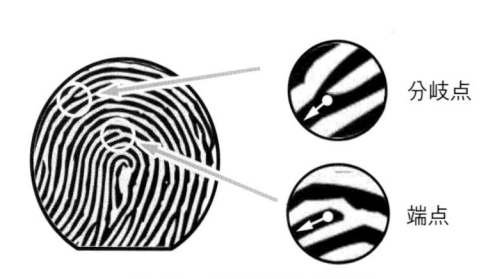

図50. 指紋認証の原理
指紋は、分岐点、端点の位置とその方向で特徴づけられる。

分岐点

端点

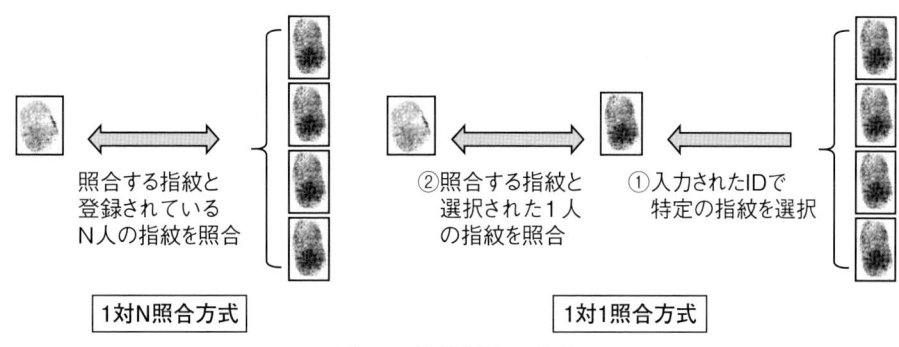

照合する指紋と
登録されている
N人の指紋を照合

②照合する指紋と
選択された1人
の指紋を照合

①入力されたIDで
特定の指紋を選択

| 1対N照合方式 | 1対1照合方式 |

図51. 指紋認証の方法

誤って認識してしまう「他人許容率」がある。他人による「なりすまし」を防ぐために他人許容率を小さくすると、本人拒否率が大きくなり本来認証されるべき本人も拒否されてしまう可能性がある。また、指紋の照合方式には、入力された指紋と情報システムに登録されているすべての利用者指紋とどれが一致するか照合する「1 対 N 照合方式」と、登録されているすべての利用者指紋から利用者 ID により1つの指紋を選択し、その指紋と入力された指紋が一致するか照合する「1 対 1 照合方式」がある（**図 51**）。1 対 N 照合方式は、すべての指紋から相対的にどの指紋に近いかを推定する方法なので、他人許容率が高くなる。一方、1 対 1 照合方式では、登録されている本人の指紋との照合なので、他人許容率は 1 対 N 照合方式より低くなる。このため大多数の情報システムでは、1 対 1 照合方式を採用し、利用者 ID の入力を求め、指紋をパスワードの代行として用いている。指紋認証では、複雑なパスワードの作成とその記憶の手間を省き、さらにパスワード破りの危険性を排除することができる。一方で、偽装指紋の作成は比較的簡単にできることがわかっており、後述する静脈認証ほど強固ではない。また、偽装指紋の作成ができてしまうと、パスワードと違い変更ができないという問題も抱えている。

b．静脈認証

静脈認証では、近赤外線を指や手のひらに当てて、跳ね返ってくる近赤外線の強弱の信号から静脈パターンを作成する。近赤外線は、血液の赤血球に吸収されて跳ね返るのでその部分が黒くなる（**図 52**）。指や手のひらには、皮膚の表面に近いところに多数の静脈があり、分布のパターンは人により異なり、大きさ以外は成長や老化などによらず生涯変わらないという特徴があるので、個人識別に用いるのに最適といわれる。

指紋認証も静脈認証も、指や手をけがした場合には使用できないので、複数の指や、両手で登録をして対応している。また、冬場の乾燥などで、読み取り精度が保てないこともあるので注意が必要である。

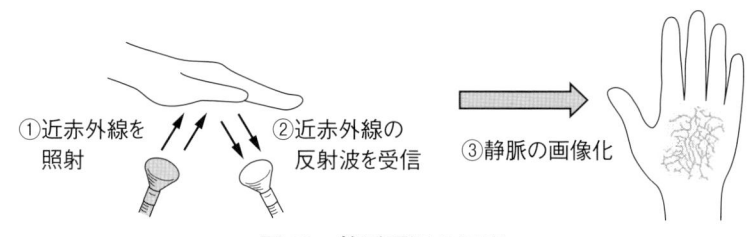

①近赤外線を
照射

②近赤外線の
反射波を受信

③静脈の画像化

図52. 静脈認証の原理

2 ウイルス対策

1）ウイルスの定義

　通商産業省(現：経済産業省)は、コンピュータウイルスを、「第三者のプログラムやデータベースに対して意図的に何らかの被害を及ぼすように作られたプログラムであり、次の機能を一つ以上有するもの」と定義した。次の機能とは、①自己伝染機能：他のシステムに伝染する機能、②潜伏機能：特定の条件が揃うまで姿を隠す機能、③発病機能：情報の破壊や漏えいなどを行う機能、である。これらの3つの機能のうち1つ以上をもつものがウイルスとされている。

ａ．自己伝染機能

　多くのウイルスは、自ら増殖するための仕組みをもっている。例えば、プログラムに寄生していて、他のプログラムに自動的に自らをコピーし増殖するもの、あるいは単体で活動し、ネットワークに接続している他のコンピュータへ自動的に入り込み感染していく「ワーム」というウイルスがある。さらに、最近はメールソフトに登録されている電子メールのアドレス帳や、過去のメールの送受信の履歴を利用して、利用者が気づかない間に自動的にウイルス付きのメールを送信するものもあり、ウイルスが蔓延する大きな原因となっている。ウイルスはこのような自己伝染機能をもっている。

ｂ．潜伏機能

　ウイルスは、感染したらすぐに情報破壊や漏えいなどの行為を行うとは限らない。通常、ウイルスは、特定時刻、一定時間、処理回数などの条件を記憶していて、条件が満たされるまで症状を出さない。これを潜伏機能という。

ｃ．発病機能

　ウイルスがもつ破壊などの機能が出現することを発病機能という。ウイルスが発病する内容は、危険度の低いものから高いものまでさまざまである。危険度の低いものは、なんらかのメッセージや画像を表示するだけのもの、あるいはアイコンの画像を変えるだけのものがある。一方、危険度が高いものでは、ファイルを消去したり、コンピュータが起動できないようにしたり、パスワードなどの情報を外部に自動的に送信したりするものがある。

2）感染とウイルス対策

　一般的には、ウイルスのほとんどが電子メールやホームページ閲覧などによってコンピュータに侵入する。特に、身に覚えのないメールの添付ファイルや、不確かなホームページサイトからのダウンロードファイルなどにウイルスが仕込まれていて、そこから感染する。この感染経路を遮断する目的で、病院では電子カルテシステムをインターネットに接続していない。しかし、それでも多数のウイルス感染の事例が報告されている。

　病院での感染経路は、USB メモリや CD-R など記憶媒体を介したものや、個人用のパソコンを院内ネットワークに接続して感染させた事例などが見受けられる。業務用の情報システムに関する機器は、情報システム部門がセキュリティを確保している。しかし個人所有のパソコンは、ウイルス対策ソフトを導入していないことも多く、導入している場合でも機能的に劣る無償の対策ソフトを使用するなど、セキュリティが無防備な状態といえる。しかも、自宅で使用する場合、病院などの組織内からはアクセ

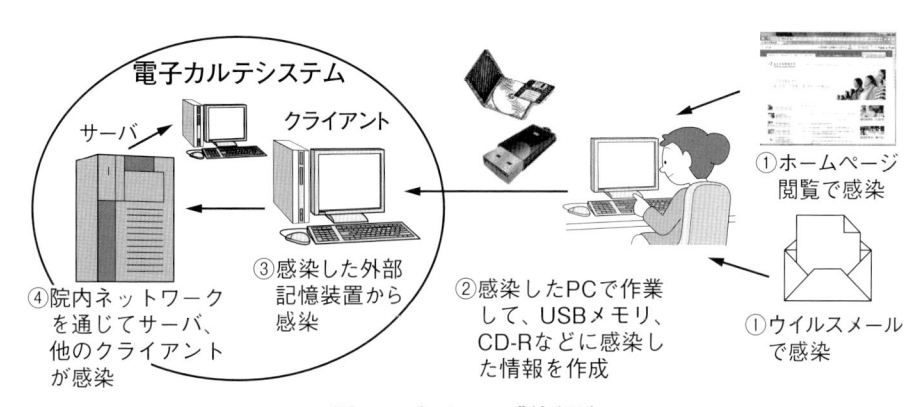

図 53. ウイルス感染経路

スできないような Web サイトへのアクセスも多く、それだけ感染の危険性が高くなる。家庭で使用している個人利用のパソコンでデータ処理をして、ウイルス汚染されたファイルをつくり、それを USB メモリなどに保存して、病院内のパソコンで使用して病院内へウイルス感染を広げるといったことになる（図 53）。

　ウイルスに感染しないようにするためには、職場でも個人用のパソコンもウイルス対策ソフトを導入する必要がある。さらに、最新のウイルスにも対応できるように、ウイルスのパターンファイルを常に最新版に更新しなければならない。

３）ウイルス感染時の対応

　ウイルスに感染したと思われたら、ユーザ自身が何をするべきかを知っていることは感染拡大を防止するうえで重要である。第一にそのパソコンなどを LAN から切り離すことである。これにより感染拡大を防ぐことを試みる。絶対に電源を切ってはいけない。電源を切るとウイルス自身が消滅したり、電源を再度入れた際にはウイルスの活動が停止していて、どのウイルスに感染していたのかを調査できなくなってしまう。第二に情報システム部門へ連絡し、情報システム部門から各部門へ状況を伝達する。第三に各部門では、ウイルス感染の徴候があれば、直ちに LAN から切り離すことが大切である。第四にシステム管理者は、感染したコンピュータを調査し、ウイルスの駆除方法を検討する。情報セキュリティ会社が出しているウイルス駆除ソフトで、パターンファイルを最新状態にして適用すればウイルスの駆除は可能である。もし、駆除できなければ、ウイルス感染前のバックアップファイルから感染前の状態に戻すしかない。被害が拡大していて多くの端末も感染していたら、ウイルス駆除だけで数日かかる。このようなことから平時からウイルス対策は十分に行っておくことが重要になる。

３ コンピュータなどの破棄

　病院内の組織から情報が漏えいするのは、ネットワーク経由だけとは限らない。コンピュータを廃棄、あるいは他人に譲渡したりする場合に、ハードディスクから情報が漏えいする可能性がある。中古コンピュータを購入したら、前の所有者のデータがそのまま残されていたというトラブルや、ファイル復元ソフトウェアでファイルを復元したら銀行の顧客データが復元できたなどの事故が発生している。

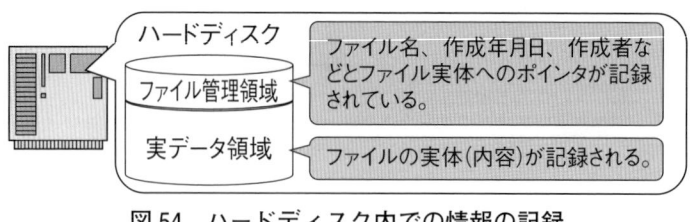

図 54. ハードディスク内での情報の記録

表 32. ハードディスク内での情報の記録

処理内容	ファイル管理領域内の状態	実データ領域の状態
削　除	・ゴミ箱フォルダへ移動 ・ファイル管理情報が残っている	・ファイル実体はそのまま
フォーマット	・ファイル管理情報を削除	・ファイル実体はそのまま
専用ツールで フォーマット	・ファイル管理情報を削除	・ファイル実体を削除

　コンピュータのハードディスクでの情報の記録は、ファイル名、作成年月日、作成者などのファイル属性を記録しているファイル管理領域と、実際の情報を記録している実データ領域に分かれている。ファイルの削除は、ファイル管理領域で削除（Windows ではゴミ箱）という名前のフォルダにファイル属性を移行して登録する。ハードディスクのフォーマットは、ファイル管理領域に記憶されているファイル名などのファイル属性を削除する。いずれの処理でも、一見、画面上ではファイルが消えたように見えるが、実データ領域にある実ファイルは削除されず、特殊なファイル復元ソフトを用いることで、実データ領域にある情報をもとにファイル管理領域の情報を復元することができる（図 54、表 32）。業務用に使用していたコンピュータや、私物だが業務に用いたことのあるパソコンを破棄する場合には、情報漏えいが起きないよう下記のいずれかの対策が必要である。

1．専用ソフトウェアでハードディスクの情報（実データ領域）を完全消去する。

2．専門業者のデータ消去サービスを利用する。

3．コンピュータのハードディスクを取り出して、物理的に破壊する。

　また、光磁気ディスク（MO ディスク）、CD-R などの記憶媒体を廃棄する場合にも、同様に媒体を物理的に破壊する必要がある。このような廃棄物からの情報漏えいを防ぐためには、コンピュータや記憶媒体の破棄は、情報管理担当者が取りまとめて行うなど、病院内でルールを確立し、徹底することが大切である。

４ 暗号化

1）暗号化とは

　文書などの情報を第三者が見た際に、特別な知識がなくては読めないように表記することを「暗号化」という。暗号化したいもとの情報を「平文」といい、暗号化した情報を「暗号文」という。平文を暗号文にすることが暗号化であり、暗号文をもとの平文に戻すことを「復号化」という。このとき、どのように暗

号化し復号化するかの情報を「鍵」という(**図 55**)。

　一番簡単なシーザー暗号では、平文をずらして暗号化する。例えば、アルファベットを4文字ずらすとすると、「I AM TARO」の「I」は「M」、「A」は「E」のように変換され、その結果「M EQ XEVS」となる。このとき、「I AM TARO」が平文、「M EQ XEVS」が暗号文、「4」が鍵になる。復号化するときは、逆方向にアルファベットを4文字ずらして置き換えればよいことになる(**図 56**)。

　このシーザー暗号では、文字のずらし方は 25 種類しかないので、すべてを試して意味のある文が出てくれば、そのときのずらした文字数が鍵となり簡単に解読ができる。このため実際には、乱数などを発生させてランダムにアルファベットを置換する方法や、計算式によって置換する方法などがある。

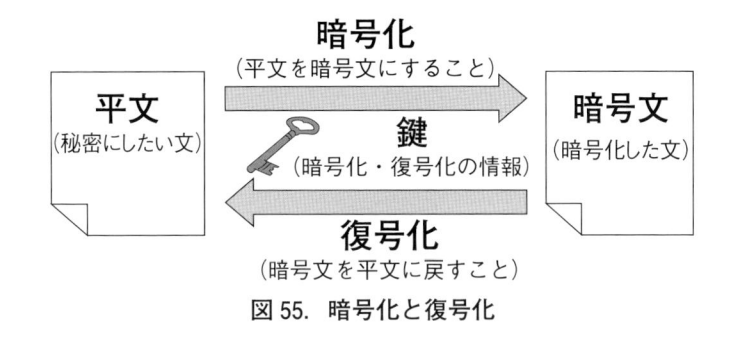

図 55. 暗号化と復号化

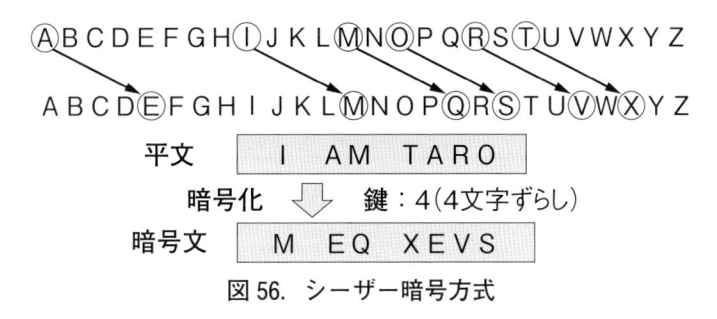

図 56. シーザー暗号方式

２）共通鍵暗号方式

　情報の送信者側と情報の受信者側が同じ鍵をもっていて、送信者が鍵で平文を暗号化して暗号文を作成し、受信者が受信した暗号文を同じ鍵で復号化して平文を入手する方式を共通鍵暗号方式という(**図 57**)。この方式では、送信者と受信者がどのような手段で共通の鍵を受け渡すかが問題になる。単純にネッ

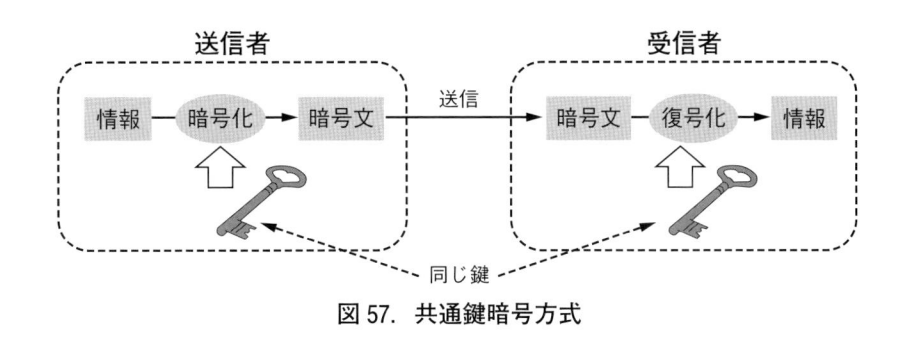

図 57. 共通鍵暗号方式

トワークを使用すると盗難の危険性がある。また、情報を暗号化して送受信する相手が多くなると、相手の数だけ鍵を用意する必要がある。もし1つの鍵だけを使って暗号化すると、AからBに対して暗号化して送った情報がCにも解読できてしまう。これでは「暗号」の役割は果たせない。その一方で、暗号化と復号化に同じ鍵を使用することから、高速な処理が可能である。

3）公開鍵暗号方式

　公開鍵暗号方式では、受信者側（または送信者）が秘密にしておく秘密鍵と、他人に公開する公開鍵の2つを生成する。この2つの鍵の間には、公開鍵で暗号化した暗号文は、秘密鍵でしか復号化できず、さらに片方の鍵から、もう一方の鍵を類推することも困難であるという特徴がある（図58）。その代表的な例のRSA暗号の場合は、「素数と素数の掛け算は簡単だが、その逆の素因数分解（もとの素数×素数に戻すこと）は難しい」という一方向性を利用している。この公開鍵暗号方式の鍵は、200～1,000桁という長い鍵で、この鍵の素因数分解にはスーパーコンピュータでも100年の時間が必要であるとされている。秘密鍵を安全かつ確実に秘密にしておけば、ほぼ完全なセキュリティが保たれるのが利点だが、鍵の桁数が長いため暗号化および復号化ともに処理時間が長くなるのが欠点である。

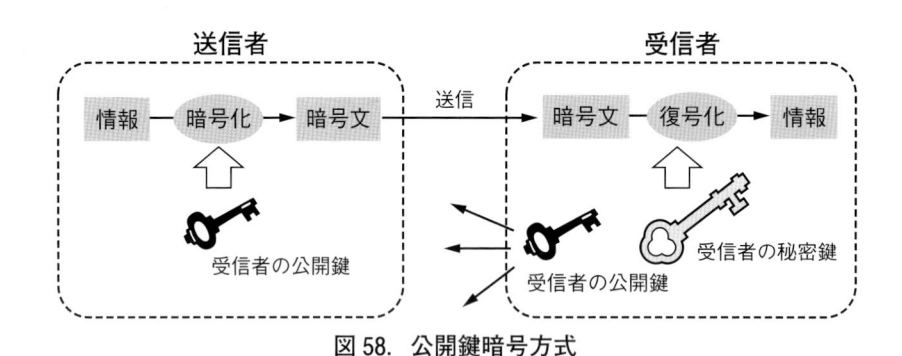

図58. 公開鍵暗号方式

4）SSL通信

　SSL（Secure Socket Layer）通信は、共通鍵暗号方式と公開鍵暗号方式を組み合わせて、情報の盗難や改ざん、なりすましを防ぐことができる暗号化通信のプロトコル（規約）である。例えば、インターネットにあるショッピングのサーバと通信する場合、①利用者はサーバから公開鍵を入手する。②利用者側のブラウザで共通鍵を生成する。③生成した共通鍵を①でダウンロードした公開鍵で暗号化する。④暗号化した公開鍵をサーバへ送信する。⑤サーバは受信した暗号化された共通鍵を秘密鍵で復号化する。これによりサーバとブラウザで共通鍵を安全に受け渡しができる。⑥ブラウザはクレジットなどのデータを共通鍵で暗号化し暗号文を作成する。⑦⑥で作成した暗号文をサーバへ送信する。⑧サーバでは受信した暗号文を共通鍵で復号化し、情報を得ることができる（図59）。送信する情報は共通鍵で暗号化されるので、短時間での暗号化および復号化の処理が可能である。さらに公開鍵暗号方式は、共通鍵の暗号化と復号化に使用されるだけなので短時間で処理ができる。

　このSSL通信方式を用いて、インターネット上では、施設間を仮想的な専用線で接続した環境をつくるVPN（仮想プライベートネットワーク）を実現している。

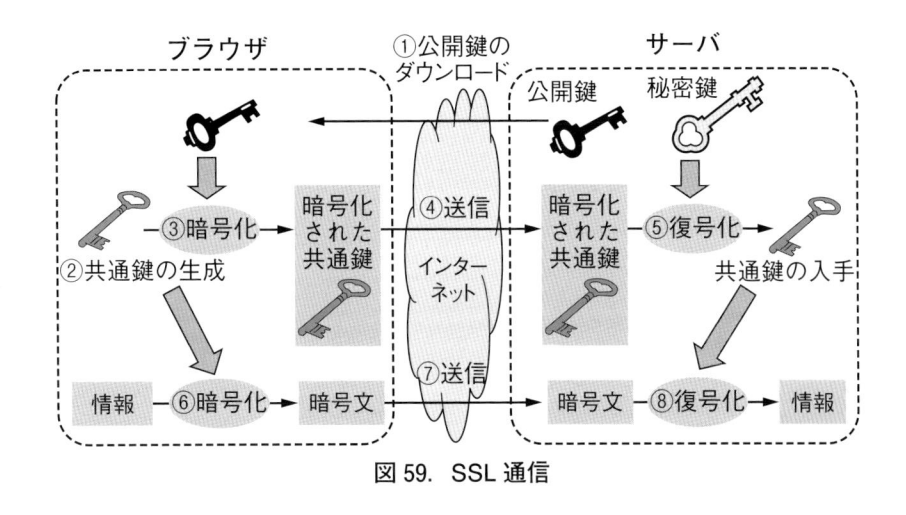

図 59. SSL 通信

5）デジタル署名（電子署名）

「送られてきた情報が、伝送途中で改ざんされていないことを保証するための技術」をデジタル署名という。デジタル署名には公開鍵暗号方式とハッシュ化の技術が使われる。ハッシュ化では、情報を数値に見立てて、ある計算式にかけて計算する。このときの計算式をハッシュ関数、計算された値をハッシュ値と呼ぶ。ハッシュ関数にはさまざまな関数が研究されているが、もとの情報を 1 文字でも変えるとハッシュ値がまったく異なる値になるほか、ハッシュ値とハッシュ関数がわかっていてももとの情報を推測するのが困難であるという特徴がある。送信側で、このハッシュ値を求め送信者の秘密鍵で暗号化したものをデジタル署名と呼ぶ。送信者は、送信したい情報と一緒にこのデジタル署名を送る。受信者は、受信した情報から同じハッシュ関数でハッシュ値を求める。さらにデジタル署名を送信者が公開している公開鍵で復号化し、送信者が作成したハッシュ値（正しい情報のハッシュ値）を手に入れる。そして両者のハッシュ値を照合して、同じであれば情報が改ざんされていないことになる（**図 60**）。このようにして、デジタル署名では公開鍵暗号方式とハッシュ関数を組み合わせて、情報改ざんを検知する仕組みを実現している。

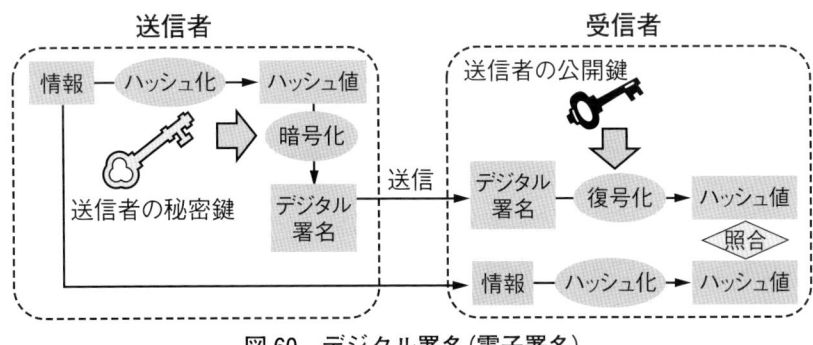

図 60. デジタル署名（電子署名）

109

6）HPKI

PKI（Public Key Infrastructure）とは、公開鍵暗号方式やデジタル署名などの技術を利用して、インターネットで文書を送受する場合、なりすましや改ざんといった危険を回避するための仕組みを提供する公開鍵基盤といわれるシステムである。医療分野では、単に文書を改ざんなどの危険から守るだけでなく、それらの文章を記載した人が医師や看護師といった国家資格をもっているのか、あるいは文書を発行した機関が医療機関であるかどうかを認証する仕組みが必要になる。このため PKI を拡張して、国家資格をも認証する仕組みを提供するのが、HPKI（Healthcare Public Key Infrastructure）という保健医療福祉分野公開鍵基盤である。

HPKI では、情報を記述し送信する医師らが、公的機関などが運用している認証局に対して、公開鍵を送付して電子証明書（医師などの国家資格の証明を含む）の発行を依頼する。情報を送信する医師らは、この電子証明書を含む書類（各種交付文書、診療情報提供書など）を患者家族や他の医院の医師へ送付する。送付された側は、電子証明書を認証局に送り、文書の送信者の資格などの本人確認を行い、文書の真正性を確認する（図 61）。

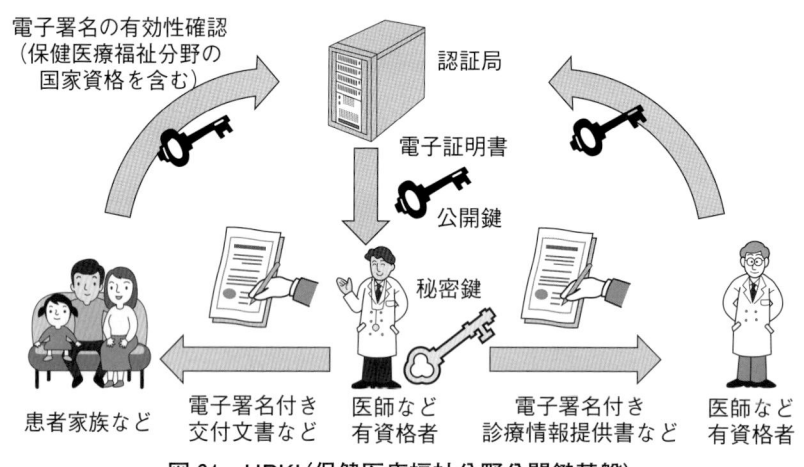

図 61．HPKI（保健医療福祉分野公開鍵基盤）

Ⅷ　組織的セキュリティ対策

◼ 情報セキュリティ・ポリシー

情報セキュリティ・ポリシーとは、組織の「情報資産」を守るために、情報セキュリティ対策を総合的、体系的かつ具体的にどのようにするのかをまとめたものである。

1）情報セキュリティの構成（図 62）

a．基本方針（ポリシー）

組織における情報セキュリティ対策に対する根本的な考え方を表す。どのような情報資産を、どのような脅威から、なぜ保護しなければならないのかを明らかにし、組織全体での情報セキュリティに対す

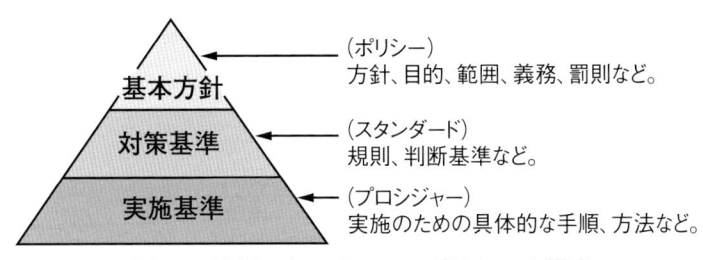

図 62. 情報セキュリティ・ポリシーの構成

る取り組みの姿勢の基本方針を示す。組織全体で行うことに情報セキュリティの意義があり、強制力をもって実行されるべきものなので、経営者の考えが反映され罰則などもこの部分で規定される。

ｂ．対策基準（スタンダード）

基本方針で規程された内容を実現するために、遵守すべき規則や判断基準などを具体的に規程したものである。適用範囲や対象者を明確にし、その規程を遵守する理由と、遵守しない場合の脅威についても記載される。

ｃ．実施基準（プロシジャー）

基本方針と対策基準に従って、情報セキュリティの具体的な実施手順、いわゆるマニュアルに相当するものを具体的に定める。実施基準では、各部門に特有な状況を考慮した実施手順となる。

２）情報セキュリティとコスト

情報システムにある情報資産を漏えい、破壊から守るために情報セキュリティ対策を実施するにはコストをかける必要がある。しかし、**図 63** に示すようにいくらコストをかけても 100％安全であるという情報セキュリティ対策は現在のところ存在しない。このため守るべき情報資産の種類と価値を精査し、その価値に応じたコストをかけて、できうる安全対策を実施することになる。

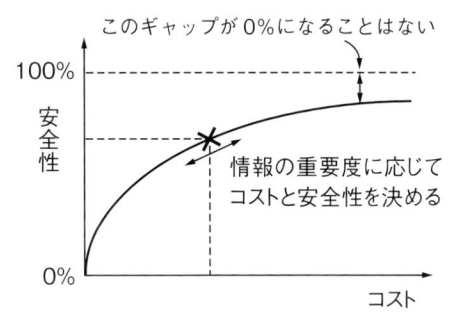

図 63. 情報セキュリティコストと安全性

病院にある情報資産には、患者の情報、従業員の情報、業務委託業者の情報、取引業者の情報、経営管理ノウハウの情報などさまざまな情報がある。これらを洗い出し、その重要性を精査して、どの情報にどの程度のコストをかけて、どのような情報セキュリティ対策を用いるか検討していく必要がある。

② 情報セキュリティ組織体制

情報セキュリティは、特定の個人や情報システム部門だけでできるものではない。情報セキュリティの確保では、「The Strength of a Chain is in the Weakest Link（鎖の強度は最も弱い環で決まる）」がよく使われる。鎖は輪をつないでつくられるが、その中に弱い輪があると、その部分の強度で鎖の全体の強度が決まる。情報セキュリティも同様に、1 つでも脆弱な部門や部分があればそれが全体へ影響してしまうため、個々の部門のセキュリティを確実に確保し、組織全体で取り組む必要がある。

組織全体で取り組むためには、組織の責任者（病院長）を情報セキュリティ組織のトップに置き、その

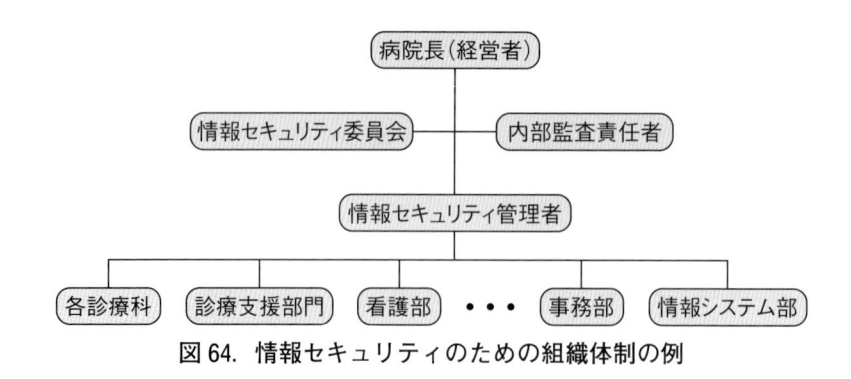

図 64. 情報セキュリティのための組織体制の例

下に情報セキュリティ管理責任者を配置し、各部門には情報セキュリティ管理者を配置するのが一般的である。また、組織として決めた情報セキュリティ対策が適切に行われているかを確認する内部監査責任者を配置する（図 64）。大きい組織では内部監査を外部の専門家に依頼する場合もある。

a．組織の責任者（理事長、病院長）

経営方針に合わせた情報セキュリティ・ポリシーを策定する。対策の検討に積極的にかかわり、情報セキュリティ管理責任者から、病院の対策の状況や事故の報告を受けた場合には、自ら改善の指示を出す。

b．情報セキュリティ委員会

組織内の各部門の代表者である情報セキュリティ管理者より構成される。情報セキュリティ・ポリシーに対応した運用管理規程を策定するほかに、情報セキュリティに関する事故、あるいは事前に発見された問題について対応策を協議する。

c．監査責任者

情報セキュリティ・ポリシーに従い、情報セキュリティ対策が組織内で適切に運用がなされているか客観的に監査を行う。

d．情報セキュリティ管理責任者

情報セキュリティに関する責任者で、情報セキュリティ対策の実施、従業員の教育・指導、事故や緊急時への対応を指示する。必要に応じて情報セキュリティ管理者の招集や経営者への報告などを行う。

e．情報セキュリティ管理者

組織内の各部門の代表者として、情報セキュリティ管理規程に従い部門内の従業員を管理・指導しながら情報を適切に管理する。

f．従業員

組織が決めた情報セキュリティ管理規程を遵守し、情報セキュリティ事故を起こさぬよう業務を行う。

❸ 教育・訓練

長い時間をかけ、緻密に情報セキュリティ・ポリシーを作成したとしても、従業員（派遣社員なども含む）が遵守しなければセキュリティは確保できない。このため、従業員への教育を定期的に実施して、従業員の情報セキュリティに関する意識向上を図ることが重要である。教育・訓練の方法としては、集合

研修、e ラーニング、パンフレットやポスターなどがある。新人・中途職員を採用した場合には、集合して研修を実施する。意識向上を図るために、定期的な集合研修も有効である。病院の場合は、勤務の特殊性から集合研修を全員が受講することは困難なため、ネットワークを利用した e ラーニング教育を導入することで、いつでもどこからでも教育を受けることが可能になる。但し、教材(コンテンツ)の開発費用、サーバの維持管理費などの経費が必要である。

従業員だけでなく患者に病院の姿勢を示すために、病院の情報セキュリティに対する考え方をまとめたパンフレット・チラシを作成し、配布することも効果的である。特に、パンフレット・チラシの作成を従業員自らが行うことで、従業員の情報セキュリティへの自覚を促すことにもつながる。

④ 情報セキュリティ関連法律

医療機関の情報セキュリティは、「医療情報システムに関する安全管理に関するガイドライン」に記述されている。さらに、社会的責任を果たすためには、周辺の関連法律を遵守することも必要である。情報セキュリティに関連する法律には、次のものがある。

ａ．個人情報の保護に関する法律(個人情報保護法)

個人情報を取り扱う事業者が行うべき義務を規定した法律である(次章参照)。

ｂ．不正アクセス行為の禁止等に関する法律(不正アクセス禁止法)

他人の ID・パスワードを無断使用したり、OS やソフトウェアの脆弱性を悪用してコンピュータに不正侵入し、保存してあるデータやプログラムを改ざんしたりする行為を禁止する法律である。

ｃ．電子署名及び認証業務に関する法律(電子署名法)

電子署名とその認証に関する規定を定め、電子署名が手書き署名や押印同様に通用する法的基盤を整備した法律である。電子署名では、本人が作成したものであることを示す本人性の確認と、改変が行われていない非改ざんの確認ができることが要件になっている。法的に有効な電子署名の認証は特定認証業務と呼ばれ、一定の条件を満たして国から認定を与えられた事業者によって行われるものと規定されている。

ｄ．著作権法

著作権は、特許権、商標権などとともに知的所有権と呼ばれ、第三者の著作物である音楽、画像、プログラムやデータベースの無断使用を禁止する法律である。病院においてもホームページなどで作成したものには著作権があり、また、病院で作成するパンフレットなどに使用するイラストなどには、第三者に著作権があるものもあり、使用にあたっては注意を払う必要がある。

●参考文献

1) 独立行政法人情報処理推進機構：情報セキュリティ対策(https://www.ipa.go.jp/security/measures/index.html)(access 2013.1.10).
2) 相戸浩志：図解入門 よくわかる最新情報セキュリティの基本と仕組み：基礎から学ぶセキュリティリテラシー. 第 3 版, 秀和システム, 東京, 2010.
3) 厚生労働省：医療情報システムの安全管理に関するガイドライン第 5 版(https://www.mhlw.go.jp/file/05-Shingikai-12601000-Seisakutoukatsukan-Sanjikanshitsu_Shakaihoshoutantou/0000166260.pdf)(2017. 5).

4) 厚生労働省：医療情報システムを安全に管理するために（第 2 版）(https://www.mhlw.go.jp/file/05-Shingikai-12601000-Seisakutoukatsukan-Sanjikanshitsu_Shakaihoshoutantou/0000166270.pdf)(2017. 5).
5) 総務省：国民のための情報セキュリティサイト(http://www.soumu.go.jp/main_sosiki/joho_tsusin/security/intro/index.html)(access 2018. 11. 1).
6) 内閣サイバーセキュリティセンター：情報セキュリティハンドブック(https://www.nisc.go.jp/security-site/handbook/index.html)(access 2018. 11. 1).

●column　ハッカーとクラッカー

　一般の人は、情報システムやネットワークに意図的な不正アクセスを行う人を「ハッカー」と思っているが、正確には「ハッカーとはコンピュータやネットワークのスキルの高い技術者」のことである。情報システムに不正侵入をして情報を流出させる・破壊する、情報システムを攻撃してシステムを停止させるような悪さをする人々は「クラッカー」と呼ばれる。ハッカーとクラッカーが混同されているために、善意のあるハッカーを「ホワイトハッカー」と呼んで区別する場合もある。クラッカーの攻撃にホワイトハッカーが政府機関などに協力して防衛するようなことも近年は行われている。

　1992 年からハッカーの国際会議が開催されていて、会場内ではホワイトハッカー対クラッカーの論争も見受けられている。最近では、2012 年 7 月 26～29 日にセキュリティ国際会議「DEFCON 20」が米国・ラスベガスにて開催され、15,000 人を超える参加があった。DEFCON では、CTF(Capture The Flag)と呼ばれる、システムへの攻撃を競うハッカーイベントも開催されている。

　世界的には、高度な技術を用いた攻防での情報漏えいが見受けられるが、日本で情報漏えいを実行する人は、どちらかといえば従業員が金銭目的で情報を持ち出して販売するような内部要員の犯罪が多いのが現状である。

名　称	説　明
ハッカー	スキルの高い(コンピュータ/ネットワーク)技術者。
ホワイトハッカー	スキルの高い(コンピュータ/ネットワーク)技術者のうち、技術を善意に使用。
クラッカー	スキルの高い(コンピュータ/ネットワーク)技術者のうち、技術を悪意に使用。
スクリプト・キディ	いたずらや興味本位で攻撃を試みる。
プロフェッショナル	金銭目的で行動。いわゆる産業スパイ。
サイバーテロリスト	政治的や軍事的な目的でネットワーク・インフラの破壊を試みる。
内部要員	金銭などが目的で行動。直近の退職者も含む。

I プライバシーと個人情報

　プライバシー(秘密)とは、個人の私生活に関する情報で(私事性)、個人が他の人には公表してほしくない(秘密意思)、他の人に知られていない事項(非公知性)をいう。この自分の私生活であるプライバシーをみだりに公開されない権利が、プライバシー権である。

　これに対して個人情報とは、個人を識別するための氏名、住所、電話番号などの情報をいう。これらの情報をプライバシーと同様に公表されないようにすると、郵便物、宅配物などが配達できず社会生活ができない。一方、この情報が勝手にさまざまな会社や人へ出ていくと、意図しないダイレクトメールが送られてきたり、勧誘の電話がきたりすることになる。個人情報は、個人が社会生活を営むうえで特定の人に対しては公開し、それ以外の人には非公開とすることが必要である。この自己に関する情報の流れをコントロールする権利を保障するのが個人情報保護である(表 33)。

表 33. プライバシーと個人情報

プライバシー
私生活に関する情報(私事性)、一般の人なら公表を欲しない情報(秘密意思)、 　人に知られていない情報(非公知性) 　(プライバシー権は、みだりに自分の私生活を公開されない権利)
個 人 情 報
個人を識別できる住所、氏名、電話番号などの情報 　(個人情報保護は、自己に関する情報の流れをコントロールする権利)

II 守秘義務

　医療従事者だけでなく、警察官、弁護士、裁判官などの専門職あるいは、通信会社の従業員(電話回線の試験中に会話を聞く可能性がある)など、他人のプライバシーを知ることがある職業には、もともと守秘義務が課せられている。守秘義務とは、一定の職業や職務に従事する者または従事した者に対して、法律の規定に基づいて特別に課せられた「職務上知り得た秘密を守る」義務のことである。また、「従事した者」とあるように、その職を退職した後も守秘義務は課せられている。

　特に刑法第 134 条に秘密漏示として、医療専門職である医師、薬剤師、医薬品販売業者、助産師の守秘義務が規定されている。但し、守秘義務は、刑法第 135 条に「この章の罪は、告訴がなければ公訴を提起することができない」とあり申告罪であるため、秘密を洩らされた者が訴えない限り、罪に問われるこ

とはない。刑法第134条に記載されていない医療の専門職は、それぞれの専門職を規定する資格法により守秘義務が課されている。例えば、保健師・看護師・准看護師は、保健師助産師看護師法第42条の二において、放射線技師は診療放射線技師法第29条において秘密を守る義務が規定されている（**表34**）。

表34. 医療専門職の資格法の秘密保持

臨床検査技師：臨床検査技師等に関する法律　第19条
理学療法士・作業療法士：理学療法士及び作業療法士法　第16条
臨床工学技士：臨床工学技士法　第40条
救急救命士：救急救命士法　第47条
歯科衛生士：歯科衛生士法　第13条の六
精神保健福祉士：精神保健福祉士法　第40条
あん摩マッサージ指圧師、はり師、きゅう師：
　　　　　　あん摩マッサージ指圧師、はり師、きゅう師等に関する法律　第7条の二
柔道整復師：柔道整復師法　第8条の七

刑法　第134条　（秘密漏示）

医師、薬剤師、医薬品販売業者、助産師、弁護士、弁護人、公証人又はこれらの職にあった者が、正当な理由がないのに、その業務上取り扱ったことについて知り得た人の秘密を漏らしたときは、6月以下の懲役又は10万円以下の罰金に処する。

保健師助産師看護師法　第42条の二

保健師、看護師又は准看護師は、正当な理由がなく、その業務上知り得た人の秘密を漏らしてはならない。保健師、看護師又は准看護師でなくなった後においても、同様とする。

診療放射線技師法　第29条　（秘密を守る業務）

診療放射線技師は、正当な理由がなく、その業務上知り得た人の秘密を漏らしてはならない。診療放射線技師でなくなった後においても、同様とする。

母体保護法　第27条　（秘密の保持）

不妊手術又は人工妊娠中絶の施行の事務に従事した者は、職務上知り得た人の秘密を、漏らしてはならない。その職を退いた後においても同様とする。

医療法第86条では、「診療録若しくは助産録の検査に関する事務に従事した公務員又は公務員であった者」に関して、秘密漏示が規定されている。また、この条文には「事務に従事した公務員」と記載されているが、もともと国家公務員法第100条および地方公務員法第34条において、公務員には守秘義務が課せられている。しかし、民間の医療機関の事務職員に関しては、母体保護法第27条で規定されている「不妊手術又は人工妊娠中絶の施行の事務に従事した者」以外の事務職員に関する直接的な守秘義務の法規定はない。しかし、民間の医療機関は、就業規則などに守秘義務規定を設けて従業員の管理監督を行い、さらに守秘義務に関する誓約書を事務職員に記載させることで守秘義務の意識づけを行っている。

もし事務職員が就業規則に違反して個人情報を漏えいした場合は、就業規則に則り懲戒免職や、医療機関が被った損害賠償の負担を請求されることになる。

医療法 第86条

第5条第2項若しくは第25条第2項若しくは第4項の規定による診療録若しくは助産録の提出又は同条第1項若しくは第3項の規定による診療録若しくは助産録の検査に関する事務に従事した公務員又は公務員であった者が、その職務の執行に関して知り得た医師、歯科医師若しくは助産師の業務上の秘密又は個人の秘密を正当な理由がなく漏らしたときは、1年以下の懲役又は50万円以下の罰金に処する。

2 職務上前項の秘密を知り得た他の公務員又は公務員であった者が、正当な理由がなくその秘密を漏らしたときも、同項と同様とする。

国家公務員法 第100条 （秘密を守る義務）

職員は、職務上知ることのできた秘密を漏らしてはならない。その職を退いた後といえども同様とする。

地方公務員法 第34条 （秘密を守る義務）

職員は、職務上知り得た秘密を漏らしてはならない。その職を退いた後も、また、同様とする。

Ⅲ 医療情報の二面性（一次利用と二次利用）

医療機関を受診した患者から取得される医療情報は、通常はその患者の治療のために直接的に用いられる。これを医療情報の一次利用という。この中には、医療チーム(医師、看護師、薬剤師など)間での患者情報の共有や、診療報酬請求業務、検体検査など委託業務などでの利用も含まれるが、その情報は守秘義務として保護の対象となり、漏えい防止などの安全管理が必要となる。一方、患者から取得された医療情報は集積され、疫学調査、EBM (Evidence Based Medicine：根拠に基づく医療)の確立などの医

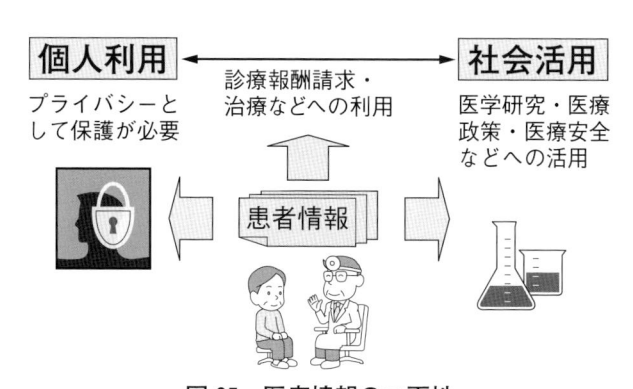

図 65. 医療情報の二面性

学研究に用いて、医療の質の向上、医療安全の向上などへの活用や、医療政策、病院経営などへの活用が求められている。このような活用を医療情報の二次利用という（図65）。医療情報を守秘として守るだけでは、医学・医療の発展向上は不可能である。医療機関は個人情報を医学・医療の発展のために活かす必要性と義務があり、このため二次利用にあたっては医療情報の取り扱いに十分な注意が必要となる。

Ⅳ　個人情報保護の動き

　IT 社会の進展に伴い、個人情報やプライバシー保護に対する社会的な要請が強まり、1970 年代にヨーロッパ各国で個人情報保護に関する法整備が開始された。特にインターネットの普及とともに、個人情報をはじめ、あらゆる情報が国境を越え国際的に流通し始めた。このような状況の中で、個人情報にかかわる法制度に国家間の差があると、各国間の情報流通に支障をきたすため、各国が法整備をする際の国際的なガイドラインが必要となった。このため、経済協力開発機構(OECD)の 1980 年理事会において「プライバシー保護と個人データの国際流通についての勧告」(OECD ガイドライン)が採択された。この勧告では、個人情報保護の 8 原則(OECD 8 原則)が示され、各国の個人情報に関する法律制定の基礎となっている(表 35)。

　OECD 8 原則には、個人情報の利用目的を特定化し、収集する個人情報を本人に通知し同意を得て、適切な方法(不正のない方法)で収集し、利用の目的に沿った使用を行うこと。収集した個人情報を最新で正確な状態で管理するとともに、漏えい、破壊などから安全に保管すること。また、個人情報の主体である本人が、どのように個人情報が収集され、利用されているのか、自分の情報を確認でき、内容の間違いなどの訂正を申し出ることができる方法を確立していること。これらの責務を個人情報管理者が負うことが記載されている。

表 35．OECD 勧告の個人情報保護の 8 原則

①収集制限の原則
　適法・公正な手段により、情報主体に通知または同意を得て収集すること。
②データ内容の原則
　利用目的に沿ったもので、かつ、正確、完全、最新に保つこと。
③目的明確化の原則
　収集目的を明確にし、データ利用は利用目的に合致すること。
④利用制限の原則
　データ主体の同意がある場合、または法律の規定による場合以外は、目的以外に利用してはならない。
⑤安全保護の原則
　合理的安全保護措置により、紛失・破壊・使用・修正・開示などから保護すること。
⑥公開の原則
　データ収集の実施方針などを公開し、データの存在、利用目的、管理者などを明示すること。
⑦個人参加の原則
　自己に関するデータの所在、内容を確認させ、異議申立を保証すること。
⑧責任の原則
　データ管理者は諸原則実施の責任を有す。

Ⅴ　EU データ保護指令

　1980 年に OECD 理事会の 8 原則を勧告した後も欧州連合(EU)各国間で個人情報保護に関するレベルのばらつきがあり、これらを収束させることを目的として、1995 年に「個人データの処理に係る個人の保護及びその自由な流通に関する欧州議会及び EU 理事会指令」(EU データ保護指令)を採択し、EU 加盟国に対し EU データ保護指令に準拠した国内法の整備を義務づけた。この EU データ保護指令の第 25 条には、個人データに関する十分なレベルの保護が行われていない第三国への個人データの移動を禁じるとした第三国条項が記載されている。

　つまり EU データ保護指令に準拠した個人情報保護の法整備を行っていない国とは、個人情報の流通が禁止されたのである。例えば、国際展開をしている企業が他国にある支社・支店の顧客情報どころか、自社の従業員の情報も移動できないということになる。EU 諸国で観光客が買い物をする際のクレジットカードの信用照会もできないことになる。これを受けて日本をはじめ世界各国で、個人情報保護の法制化が急速に進行した。

Ⅵ　EU 一般データ保護規則

　2016 年 4 月 27 日に採択され 2018 年 5 月 25 日から適用が開始された EU の「一般データ保護規則(General Data Protection Regulation ; GDPR)」は、EU レベルのデータ保護法である(日本でいうところの個人情報保護法に相当する)。GDPR は、個人データの処理および個人データを欧州経済領域(European Economic Area ; EEA)から第三国に移転するために満たすべき法的要件を規定している。これに伴い、先の EU データ保護指令は廃止された。

　GDPR は、個人データの保護に対する権利という基本的人権の保護を目的とした法律であり、特に忘れられる権利(情報主体から個人情報削除要求があれば削除しなければならない)への対応や、ネット取引などで EEA 所在者の個人データを取り扱う事業者(公的機関、非営利団体、組織規模なども関係なく)も対象とし、違反には厳しい行政罰(2,000 万ユーロまたは全世界年間売上高の 4% のいずれか高い方)を科しているのが特徴である。日本における改正後の個人情報保護法はこの規則に十分には対応していないといわれており、今後注意が必要である。

Ⅶ　日本における個人情報保護への歴史 (図 66)

　1980 年に OECD ガイドラインが採択されるなど、国際的にも個人情報の取り扱いやプライバシーの保護が次第に重要視されるようになった。これを受けて日本でも、1988 年公的機関を対象とした「行政機関の保有する電子計算機処理に係る個人情報の保護に関する法律」が公布された。翌年の 1989 年には、民間部門に対して通商産業省(当時)が「民間部門における電子計算機処理に係る個人情報の保護について(指針)」を取りまとめ業界団体へ通達したが、罰則規定がなく個人情報保護が十分に実施されな

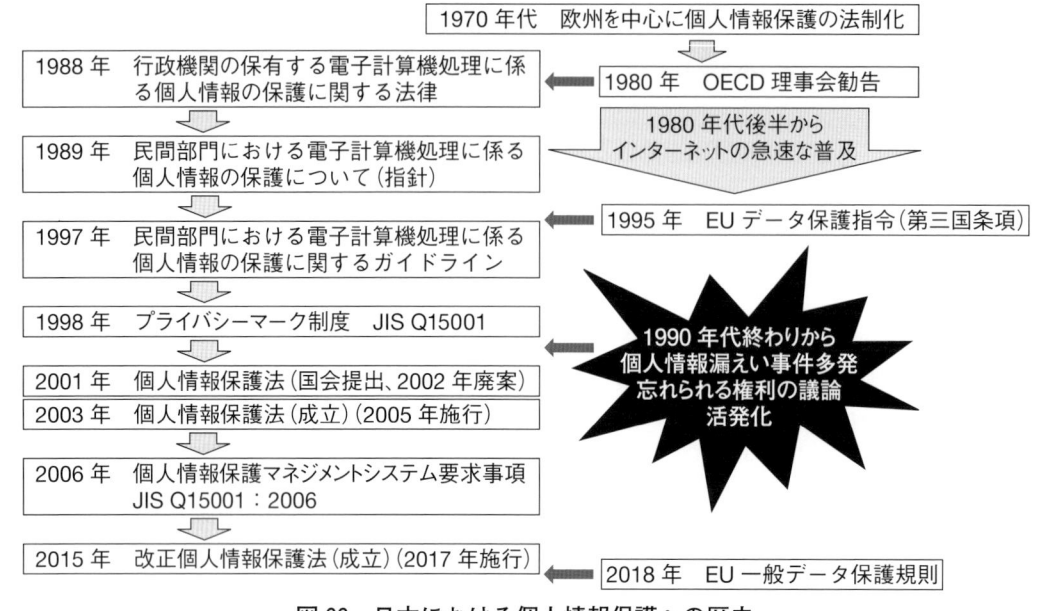

図 66.　日本における個人情報保護への歴史

かった。その後、インターネットなどの IT の急速な普及を踏まえ、指針を改正し「民間部門における電子計算機処理に係る個人情報の保護に関するガイドライン（通産省ガイドライン）」を 1997 年に告示し、翌年にはガイドラインの普及目的で財団法人日本情報処理開発協会（JIPDEC）により「プライバシーマーク制度」が発表された。1999 年には、プライバシーマークの認証基準として、JIS Q15001「個人情報に関するコンプライアンス・プログラムの要求事項」が制定された。

　1990 年代が終了する頃から、消費者金融機関、人材派遣業者、会員制美容クラブなどからの個人情報漏えい事件が多発したこと、住民基本台帳ネットワークの稼動もあり、個人情報保護の立法化が急速に議論され始めた。2001 年に個人情報保護法関連 5 法が国会に提出されたが、「個人情報を取得する際には個人情報の利用方法を本人に明確に伝えなければならない」と規定したために、報道の自由を侵害するなどの理由で報道分野から反対運動が激しく展開され、2002 年に審議未了のまま廃案となった。これらの反対運動意見を踏まえて、報道の規制を緩和した改定案により再審議され、2003 年 5 月に個人情報保護法関連 5 法が成立した（**表 36**）。また 2006 年には、JIS Q15001 は「個人情報保護マネジメントシステム—要求事項」と改定され、JIS Q15001：2006 となった。

　2005 年に個人情報保護法が施行されたが、個人情報として取り扱うべき範囲の曖昧さ（グレーゾーン）のために、交通系の移動履歴情報やスーパーなどの購買履歴情報など蓄積されたビッグデータの活用が積極的には行われていない現状があった。このため、個人情報の定義を明確化することによりグレーゾーン問題を解決し、また、誰の情報かわからないように加工された「匿名加工情報」の利活用を認めデータの活用を活性化する目的で、2015 年 9 月 3 日に改正個人情報保護法が成立し可能な施策から逐次実施され、2017 年 5 月 1 日に完全施行された。

表 36. 個人情報保護法関連 5 法

- 個人情報の保護に関する法律
- 行政機関の保有する個人情報の保護に関する法律
- 独立行政法人等の保有する個人情報の保護に関する法律
- 情報公開・個人情報保護審査会設置法
- 行政機関の保有する個人情報の保護に関する法律等の施行に伴う関係法律の整備等に関する法律

行政機関の保有する電子計算機処理に係る個人情報の保護に関する法律　第 1 条

　この法律は、行政機関における個人情報の電子計算機による処理の進展に鑑み、行政機関の保有する電子計算機処理に係る個人情報の取扱いに関する基本的事項を定めることにより、行政の適正かつ円滑な運営を図りつつ、個人の権利利益を保護することを目的とする。

Ⅷ　個人情報保護法

　個人情報保護法の正式名称は、「個人情報の保護に関する法律」という。1995 年の EU データ保護指令を受けて、OECD 8 原則に準拠し、個人情報を取り扱う個人情報取扱事業者が遵守すべき義務を定めた法律である。2003 年 5 月 23 日に成立し、約 2 年間の準備期間を設けて 2005 年 4 月 1 日から施行された個人情報保護法の特徴は、包括法と呼ばれ個人情報の種類・性質に着目することなく、すべての個人情報に等しい規制を及ぼすことを原則としている点にあった。さらに、事業者による自主的な保護措置の上乗せの可能性を排除していない、ミニマムスタンダードである。

　第 1〜3 章は、国、地方自治体、民間を問わず規定される基本部分で、第 1 章は目的、基本理念、第 2 章は国および地方公共団体の責務など、第 3 章は個人情報の保護に関する施策などが記述されている。第 4 章は、民間の個人情報取扱事業者に対応した規定となっている。

　一方、2015 年 9 月 3 日に成立し、2017 年 5 月 1 日から施行された改正個人情報保護法では、第 1 条の目的に「個人情報の適正かつ効果的な活用が新たな産業の創出並びに活力ある経済社会及び豊かな国民生活の実現に資するものであること」が追加されたように、個人情報の定義を明確化してグレーゾーンを解消し、「匿名加工情報」の自由な利活用を認めたことに最大の特徴がある。そのために従来の主務大臣制が廃止され、内閣府の外局として個人情報保護委員会を設置し権限が移管され、法の第 5 章に個人情報保護委員会の規定が追加された。また、必要に応じて個人情報の流通経路を遡ることができる仕組みや、個人情報を不正に流通させた場合の罰則などが追加された（**表 37**）。

表37. 改正個人情報保護法の特徴

- 正式名称：個人情報の保護に関する法律
- 成　　立：2015 年 9 月 3 日
  施　　行：2017 年 5 月 1 日
- 特　　徴：
  ①内閣府の外局として個人情報保護委員会を設置し権限を集中させた。
  ②個人情報の定義を明確にし、個人情報ごとの適正な取り扱いルールを定めたもの。
  ③匿名加工した個人情報の自由な利活用を行うための規定を定めた。
  ④個人情報の流通経路を遡るための記録を義務化した。
  ⑤個人情報を不正に流通させた場合の罰則を定めた。
  ⑥事業者による自主的な保護措置の上乗せを排除していない。
  ⑦第 1～3 章は国、地方自治体、民間を問わず対象となる規定、第 4 章は民間の個人情報取扱事業者に対応した規定、第 5 章は個人情報保護委員会に関する規定である。

個人情報保護法　第1条　（目的）

> この法律は、高度情報通信社会の進展に伴い個人情報の利用が著しく拡大していることに鑑み、個人情報の適正な取扱いに関し、基本理念及び政府による基本方針の作成その他の個人情報の保護に関する施策の基本となる事項を定め、国及び地方公共団体の責務等を明らかにするとともに、個人情報を取り扱う事業者の遵守すべき義務等を定めることにより、個人情報の適正かつ効果的な活用が新たな産業の創出並びに活力ある経済社会及び豊かな国民生活の実現に資するものであることその他の個人情報の有用性に配慮しつつ、個人の権利利益を保護することを目的とする。

1 個人情報取扱事業者

個人情報保護法には、個人情報取扱事業者の責務などが記載されているが、第 2 条第 5 項において「個人情報取扱事業者とは、個人情報データベース等を事業の用に供している者をいう」と定義されている。改正前の「個人情報の保護に関する法律施行令」第 2 条では、「その事業の用に供する個人情報データベース等を構成する個人情報によって識別される特定の個人の数の合計が過去 6 月以内のいずれの日においても 5000 を超えない者とする」と小規模個人情報取扱事業者が定義され、適用が除外されていた。改正では会社などの法人に限らず、マンションの管理組合、NPO 法人、自治会や同窓会などの非営利組織などすべての個人情報取扱事業者が法の適用対象者となった。

2 個人情報の定義

個人情報保護法第 2 条において、「個人情報とは生存する個人に関する情報であってかつ、情報自体が特定の個人を識別できるか、あるいは他の情報と容易に照合して特定の個人を識別できるもの」と定義されている。氏名、住所、電話番号、生年月日、顔写真などが個人情報に該当する。また、法第 2 条第 2 項では、文字、番号、記号などの情報だけでも特定の個人を識別できるものを個人情報の 1 つとして「個人識別符号」と定義している。例えば、①DNA、顔、虹彩、声紋、歩行の様態、手指の静脈、指紋・掌紋など生体情報を変換した電子データ、②マイナンバー（個人番号）、パスポート番号、基礎年金番号、

運転免許証番号、各種保険証など個人に発行される文字、番号、記号など個人を識別することができるもの、が個人識別符号である。

さらに不当な差別、偏見その他の不利益が生じないように取り扱いに特に配慮を要する情報として「要配慮個人情報」を法第2条第3項に定義した。要配慮個人情報には、本人の人種、信条、社会的身分、病歴などが該当する。要配慮個人情報を取得する場合は、利用目的の特定、通知または公表に加え、あらかじめ本人の同意が必須である。また、要配慮個人情報は、オプトアウトによる第三者提供も禁止されている。

また、個人情報を含む情報の集合体であって、特定の個人情報を容易に検索することができるように体系化したものを「個人情報データベース」と定義している。体系化したものが紙媒体の名簿であるか、電子的なデータベースであるかは問わない。個人情報データベースを構成する個人情報は「個人データ」と定義されている。また「個人データ」のうち個人情報取扱事業者が、開示、内容の訂正、追加または削除、利用の停止、消去などを行うことのできる権限を有するもので、6ヵ月以上[個人情報の保護に関する法律施行令(2003年政令第507号)で規定]保有するものを「保有個人データ」と定義している(図67)。

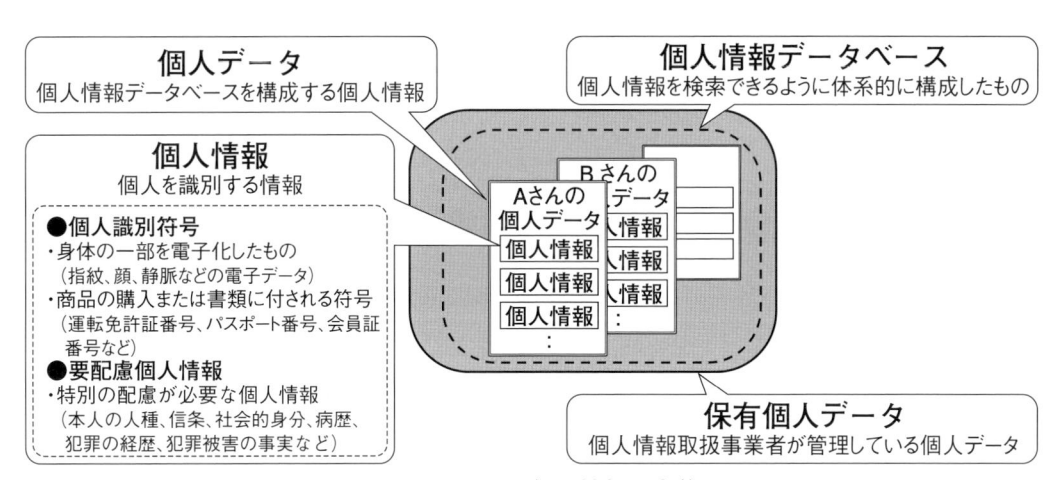

図67. 個人情報の定義

個人情報保護法　第2条　（個人情報の定義）

> この法律において「個人情報」とは、生存する個人に関する情報であって、次の各号のいずれかに該当するものをいう。
>
> 一　当該情報に含まれる氏名、生年月日その他の記述等(文書、図画若しくは電磁的記録(電磁的方式(電子的方式、磁気的方式その他人の知覚によっては認識することができない方式をいう。次項第2号において同じ。)で作られる記録をいう。第18条第2項において同じ。)に記載され、若しくは記録され、又は音声、動作その他の方法を用いて表された一切の事項(個人識別符号を除く。)をいう。以下同じ。)により特定の個人を識別することができるもの(他の情報と容易に照合することができ、それにより特定の個人を識別できることとなるものを含む。)
>
> 二　個人識別符号が含まれるもの

個人情報保護法　第2条第2項　（個人識別符号）

　この法律において「個人識別符号」とは、次の各号のいずれかに該当する文字、番号、記号その他の符号のうち、政令で定めるものをいう。

一　特定の個人の身体の一部の特徴を電子計算機の用に供するために変換した文字、番号、記号その他の符号であって、当該特定の個人を識別することができるもの

二　個人に提供される役務の利用若しくは個人に販売される商品の購入に関し割り当てられ、又は個人に発行されるカードその他の書類に記載され、若しくは電磁的方式により記録された文字、番号、記号その他の符号であって、その利用者若しくは購入者又は発行を受ける者ごとに異なるものとなるように割り当てられ、又は記載され、若しくは記録されることにより、特定の利用者若しくは購入者又は発行を受ける者を識別することができるもの

個人情報保護法　第2条第3項　（要配慮個人情報）

　この法律において「要配慮個人情報」とは、本人の人種、信条、社会的身分、病歴、犯罪の経歴、犯罪により害を被った事実その他本人に対する不当な差別、偏見その他の不利益が生じないようにその取扱いに特に配慮を要するものとして政令で定める記述等が含まれる個人情報をいう。

3　医療施設ごとに異なる個人情報保護の法律

　個人情報保護法は、前述したように第1〜3章は基本部分として、国、地方公共団体、民間事業者などの個人情報を扱うすべての事業者が対象となる。しかし、第4章は、民間の個人情報取扱事業者に対応した規定となっている。このため第4章部分は、医療法人や社会福祉法人が運営する医療機関に適用される法律となっている。他の経営主体に対応した個人情報保護法の第4章部分は、例えば国立病院機構などの独立行政法人の場合は「独立行政法人等の保有する個人情報の保護に関する法律」が適用され、県立・市立・町立などの自治体立の医療施設に関しては、それぞれの自治体で定める条例が適用される（**表 38**）。

表 38.　医療施設の経営形態別の個人情報保護に関する法律など

個人情報保護法		対象医療施設
個人情報保護法 第1〜3章 （目的、基本理念、国・地方公共団体の責務、個人情報の保護に関する施策など）	第4章 （個人情報取扱事業者の義務など）	医療法人、社会福祉法人など
	独立行政法人等の保有する個人情報の保護に関する法律	独立行政法人国立病院機構など
	地方公共団体（条例）	県立・市立・町立など
	行政機関の保有する個人情報の保護に関する法律	――

4 医療・介護分野の個人情報保護ガイダンス

　個人情報保護法は、ミニマムスタンダードの包括法であることから、医療や介護分野の特殊な状況には対応できない。2004 年 4 月 2 日の閣議決定「個人情報の保護に関する基本方針」および国会における附帯議決において、個人情報の性質や利用方法などから、特に厳格で適正な取り扱いを確保する分野の 1 つとして、医療・介護分野が指摘された。このような背景から厚生労働省は、2004 年 12 月 24 日に「医療・介護関係事業者における個人情報の適切な取扱いのためのガイドライン」を制定した。このガイドラインの目的は、医療・介護分野の特殊性を考慮して、個人情報保護法と異なる解釈をする事項、さらに個人情報の適切な取り扱いが確保されるよう遵守すべき事項および遵守することが望ましい事項を詳しく説明し、個人情報保護法を執行する際の基準となるものを定めた。

　改正した個人情報保護法の施行に合わせガイドラインは「医療・介護関係事業者における個人情報の適切な取扱いのためのガイダンス」と改正し、2017 年 4 月に内閣府の外局である個人情報保護委員会と厚生労働省の連名で公表された。

　ガイダンスでは、以下のような点において個人情報保護法と異なる解釈をする(**表 39**)。

　第一に、個人情報保護法では、生存している個人に関する情報のみが保護の対象であり、死者の個人情報は保護の対象とはされていない。しかし、死者の遺伝病や感染症などに関する個人情報が公開された場合に、その家族(特に血縁の家族)の社会生活を脅かす事態が十分に予想される。このため、ガイダンスでは、医療・介護関係事業者が保有する死者の個人に関する情報も保護対象としている。

　第二に、個人情報保護法では、個人情報は検索の対象として個人情報データベース(名簿などの形式も含む)として整理されたものを保護の対象としている。しかし、医療・介護関係の情報は、その一部分が漏えいしただけでも個人の社会生活を脅かすことにつながることから、ガイダンスでは、診療録などの形態に整理されていない場合でも、個人にかかわる情報はすべて個人情報として保護対象としている。

　第三に、個人情報保護法では、要配慮個人情報である病歴(過去の病歴だけではなく、現に治療中の情報も含まれる)は取得の際に必ず本人の同意が必要である。しかし診療の都度、個人情報の取り扱いについて患者に説明し同意をとることは現実的でない。このためガイダンスでは、「医療機関等が要配慮個人情報を書面又は口頭等により本人から適正に直接取得する場合は、患者の当該行為をもって、当該医療機関等が当該情報を取得することについて本人の同意があったものと解される。」とした。

表 39. 医療・介護分野における個人情報保護法と個人情報取扱いガイダンスとの違い

内　　容	個人情報保護法	医療・介護分野に求められる個人情報取扱いガイダンス
死者の個人情報	保護の対象外	保護の対象
保護する個人情報の形態	検索対象として個人データベースなどに整理された個人情報	診療録の形態で整理されていない個人情報もすべて対象
要配慮個人情報(病歴)	取得には本人の同意が必須	本人から直接取得する場合は同意があったと解釈する

【趣旨】

　本ガイダンスは、「個人情報の保護に関する法律」（平成15年法律第57号。以下「法」という。）を踏まえ、「個人情報の保護に関する法律についてのガイドライン（通則編）」（平成28年個人情報保護委員会告示第6号。以下「通則ガイドライン」という。）を基礎とし、法第6条及び第8条の規定に基づき、法の対象となる病院、診療所、薬局、介護保険法に規定する居宅サービス事業を行う者等の事業者等が行う個人情報の適正な取扱いの確保に関する活動を支援するための具体的な留意点・事例等を示すものである。

⋮

【要配慮個人情報の取得時における本人の同意について】

　医療機関の受付等で診療を希望する患者は、傷病の回復等を目的としている。一方、医療機関等は、患者の傷病の回復等を目的として、より適切な医療が提供できるよう治療に取り組むとともに、その費用を公的医療保険に請求する必要が生じる。良質で適正な医療の提供を受けるためには、また公的医療保険の扶助を受けるためには、医療機関等が患者の要配慮個人情報を含めた個人情報を取得することは必要不可欠である。

　このため、例えば、患者が医療機関の受付等で、問診票に患者自身の身体状況や病状などを記載し、保険証とともに受診を申し出ることは、患者自身が自己の要配慮個人情報を含めた個人情報を医療機関等に取得されることを前提としていると考えられるため、医療機関等が要配慮個人情報を書面又は口頭等により本人から適正に直接取得する場合は、患者の当該行為をもって、当該医療機関等が当該情報を取得することについて本人の同意があったものと解される。

　また、医療機関等が要配慮個人情報を第三者提供の方法により取得した場合、提供元が法第17条第2項及び第23条第1項の規定に基づいて本人から必要な同意（要配慮個人情報の取得及び第三者提供に関する同意）を取得していることが前提となるため、提供を受けた当該医療機関等が、改めて本人から法第17条第2項の規定に基づく同意を得る必要はないものと解される。

⑤ 個人情報の利用目的の特定と通知

　個人情報保護法第15条には、利用目的の特定が規定されている。医療機関における医療情報の利用目的には、一般には**表40**に挙げたように患者自身への医療サービスの提供、診療費請求業務などの医療情報の一次利用と、医療施設の管理運営、症例検討などの医療情報の二次利用がある。どのような医療機関でも医療情報の守秘と活用の二面性が求められており、あらかじめ各医療機関での利用内容を検討し特定化することが重要である。従来の個人情報保護法では利用目的の変更は認められていなかったが、改正個人情報保護法では第15条第2項において、合理的範囲内での利用目的の変更が可能となった。また、個人情報保護法第18条には、利用目的の通知が規定されている。「個人情報を取得した場合は、あらかじめその利用目的を公表している場合を除き、速やかに、その利用目的を、本人に通知し、

表 40. 医療機関における個人情報の利用目的

1. 患者自身への医療の提供
   - 治療などの医療サービスの提供
   - 他の病院、診療所、助産所、薬局、訪問看護ステーションなどの連携
   - 他の医療機関などからの照会への回答
   - 患者の診療のために、当該医療機関外の医師などに意見・助言を求める
   - 検体検査業務などの委託
   - 家族などへの病状説明
2. 医療費請求事務
   - 審査支払機関へのレセプトの提出
   - 審査支払機関または保険者からの照会への回答
   - 医療・介護・労災保険、および公費負担医療に関する診療費請求のための利用、および照会への回答
3. 医療施設の管理運営
   - 会計・経理および管理運営業務への利用
   - 医療事故などの報告
   - 入退院などの病棟管理
4. 医師賠償責任保険などにかかわる医療に関する専門団体、保険会社などへの相談または届け出など
5. 医療実習への協力
6. 医療の質および医療安全の向上を目的とした病院内での症例検討
7. 外部監査機関などへの情報提供

又は公表しなければならない」とあり、利用目的を特定化したら、その利用目的の一覧を医療施設内に掲示する。あるいはパンフレットなどを作成し医療施設内に設置して公表する必要がある。

　個別に利用目的を通知する場合の例外として、第 18 条第 4 項には、生命・身体・財産その他の権利利益を害するおそれがある場合、個人情報取扱事業者の権利または正当な利益を害するおそれがある場合、国の機関または地方公共団体による法令の定める事務の遂行に支障を及ぼすおそれがある場合、取得の状況からみて利用目的が明らかであると認められる場合は、利用目的を本人に通知または公表しなくてよいものとされている。

個人情報保護法　第 15 条　（利用目的の特定）

　個人情報取扱事業者は、個人情報を取り扱うに当たっては、その利用の目的(以下「利用目的」という。)をできる限り特定しなければならない。

2　個人情報取扱事業者は、利用目的を変更する場合には、変更前の利用目的と関連性を有すると合理的に認められる範囲を超えて行ってはならない。

個人情報保護法　第 18 条　（取得に際しての利用目的の通知等）

　個人情報取扱事業者は、個人情報を取得した場合は、あらかじめその利用目的を公表している場合を除き、速やかに、その利用目的を、本人に通知し、又は公表しなければならない。

⋮

3　個人情報取扱事業者は、利用目的を変更した場合は、変更された利用目的について、本人に通知し、又は公表しなければならない。

4　前三項の規定は、次に掲げる場合については、適用しない。

一　利用目的を本人に通知し、又は公表することにより本人又は第三者の生命、身体、財産その他の権利利益を害するおそれがある場合

二　利用目的を本人に通知し、又は公表することにより当該個人情報取扱事業者の権利又は正当な利益を害するおそれがある場合

三　国の機関又は地方公共団体が法令の定める事務を遂行することに対して協力する必要がある場合であって、利用目的を本人に通知し、又は公表することにより当該事務の遂行に支障を及ぼすおそれがあるとき。

四　取得の状況からみて利用目的が明らかであると認められる場合

6　個人情報の利用目的による制限

　個人情報保護法第 15 条は、利用目的を達成するために必要な個人情報のみの取得を義務づけている。さらにその利用も第 16 条で、本人の同意なくこの利用目的を超えて個人情報を取り扱ってはならないと規定している。例外として、法令に基づく場合、生命・財産などの保護のために必要で本人の同意を得ることが困難な場合、公衆衛生または児童の健全な育成のために必要で本人の同意を得ることが困難な場合、法令の定める事務の遂行に支障を及ぼすおそれがある場合には本人の同意を取らなくてもよいとされている。

個人情報保護法　第 16 条　（利用目的による制限）

　個人情報取扱事業者は、あらかじめ本人の同意を得ないで、前条の規定により特定された利用目的の達成に必要な範囲を超えて、個人情報を取り扱ってはならない。

⋮

3　前二項の規定は、次に掲げる場合については、適用しない。

一　法令に基づく場合

二　人の生命、身体又は財産の保護のために必要がある場合であって、本人の同意を得ることが困難であるとき。

三　公衆衛生の向上又は児童の健全な育成の推進のために特に必要がある場合であって、本人の同意を得ることが困難であるとき。

四　国の機関若しくは地方公共団体又はその委託を受けた者が法令の定める事務を遂行することに対して協力する必要がある場合であって、本人の同意を得ることにより当該事務の遂行に支障を及ぼすおそれがあるとき。

7 個人情報の適正な取得と正確性の確保

個人情報保護法第17条では、個人情報取扱事業者は、偽りその他不正の手段により個人情報を取得してはならないと規定されている。診療のために必要な情報は、患者本人から直接聴取することが基本で、もし第三者から治療歴や家族歴などを聴取する場合は、第三者からの提供について患者本人の同意を得てから聴取することが原則である。同様に十分な判断力を有していないと考えられる子どもからの家族歴などの聴取は、保護者の同意を得て行う必要がある。

また第19条では、利用目的の達成に必要な範囲内において、個人データを正確かつ最新の内容に保つよう努めなければならないと規定されている。また、改正では、「利用する必要がなくなったときは、当該個人データを遅滞なく消去するよう努めなければならない。」と利用終了後の削除規定が追加された。

個人情報保護法 第17条 （適正な取得）

> 個人情報取扱事業者は、偽りその他不正の手段により個人情報を取得してはならない。

個人情報保護法 第19条 （データ内容の正確性の確保等）

> 個人情報取扱事業者は、利用目的の達成に必要な範囲内において、個人データを正確かつ最新の内容に保つとともに、利用する必要がなくなったときは、当該個人データを遅滞なく消去するよう努めなければならない。

8 個人情報の取得と安全管理措置

個人情報保護法第20条では、個人データの安全管理のために必要かつ適切な措置を講じなければならないと規定されている。安全管理とは、個人情報の漏えい、滅失が生じないように管理をすることをいう。個人情報が紙媒体であるのか、電子カルテなどの電子媒体であるのかによって、具体的な安全管理措置は異なる。媒体にかかわらず重要なことは、安全管理規程を制定し、組織的な安全管理体制を確立することである。

個人情報保護に関する安全管理規程の整備では、保有個人データへのアクセス権限や管理基準・方法、さらに、事故発生時の報告・対応手順、従業者の教育などを定めて、周知徹底を図ることが大切である。組織体制の整備としては、個人情報保護に関し十分な知識を有する管理者、監督者などを定め、個人情報保護の推進を図るための委員会などを設置し、従業者の責任体制の明確化を図る必要がある。

安全管理体制の1つとして、第21条に従業者の監督の規定がある。就業規則の中に、「就業中および退職後も含めて個人情報保護の責務があること、更に問題が生じた場合損害賠償責任が存在すること」の条項を入れ、また就業規則に違反した場合の罰則規定を定め、個人情報保護の理解と遵守の定期的な教育を行う。個人情報保護に関する誓約書を定期的に記載させることも意識づけとして重要である。

また、医療機関においては、業務委託が多数存在するために業務委託先の監督も必要で、第22条に業

務委託先の監督の規定がある。業務委託先の監督としては、業務委託契約書に個人情報保護の条項を入れること、個人情報保護に関する確認書(**例1、2**)などを作成することが重要になる。

個人情報保護法　第20条　（安全管理措置）

> 個人情報取扱事業者は、その取り扱う個人データの漏えい、滅失又はき損の防止その他の個人データの安全管理のために必要かつ適切な措置を講じなければならない。

個人情報保護法　第21条　（従業者の監督）

> 個人情報取扱事業者は、その従業者に個人データを取り扱わせるに当たっては、当該個人データの安全管理が図られるよう、当該従業者に対する必要かつ適切な監督を行わなければならない。

個人情報保護法　第22条　（委託先の監督）

> 個人情報取扱事業者は、個人データの取扱いの全部又は一部を委託する場合は、その取扱いを委託された個人データの安全管理が図られるよう、委託を受けた者に対する必要かつ適切な監督を行わなければならない。

例1 個人情報保護に関する確認書の例

個人情報保護等に関する誓約書

○○病院長　殿

　私は、個人情報保護に関する院内規程を十分に理解し、これを遵守いたします。また、就業期間中はもちろん、退職後においても、業務上知り得た個人情報を、第三者に漏らしません。以上、誠実に遵守することを誓います。

年　　　月　　　日

住所

氏名　　　　　　　㊞

例2 個人情報保護に関する確認書の例

業務委託に際しての個人情報保護に関する確認書

甲　　●●病院　　㊞

乙　（業務委託先）　㊞

第1条

乙は、知り得た個人情報を厳重に管理し、第三者に開示・提供・漏えいしてはならない。

第2条

乙は、前条の義務を履行するため、個人情報の安全管理責任者を定め、安全管理対策を講じなければならない。

第3条

乙は、本件業務の遂行にあたり、個人情報保護に関する甲の指示に従う。

第4条

乙は、本件業務における個人情報の安全管理に問題が発生した場合には、速やかに報告するものとする。また、甲は乙の個人情報の安全管理の状況について報告を求め、検査することができる。

第5条

乙は、個人情報の安全管理について従事者の在職中、退職後を通じて遵守することを保証する。

第6条

乙は、本件業務で個人情報が漏えいし甲に損害が生じた場合には、これを賠償する。

第7条

本確認書は、本件業務委託契約の終了後も有効に存続する。

年　　月　　日

9 個人情報の第三者への提供

個人情報保護法第23条では、「あらかじめ本人の同意を得ないで、個人データを第三者に提供してはならない」と規定されている。「個人情報の利用目的の特定と通知で明らかにした利用目的」以外での第三者への提供は原則できない。例外として、法令に基づく場合、人の生命・身体などの保護または公衆衛生の向上、または児童の健全な育成のために必要があり本人の同意を得ることが困難である場合、法令の定めに協力するときに本人の同意を得ることが支障を及ぼすおそれがある場合には本人の同意を得ないで第三者へ提供が可能となっている。

また、厚生労働省の「診療情報の提供等に関する指針」において、患者本人以外に診療記録の開示を求め得る者は、患者の法定代理人、代理権が付与されている任意後見人、代理権を与えられた親族など、判断能力に疑義がある場合は、現実に患者の世話をしている親族などとしている(**表41**)。

　医療機関では、あらかじめ、どのような場合に、どの情報を第三者に提供するのかを決めておく必要がある。特に入院を必要とする患者には、患者家族・親族、会社員であれば勤務先の上司、児童生徒であれば学校の教員、知人などの見舞客、生命保険・損害保険会社の社員などから情報提供を求められる。事故あるいは事件との関係があるものは、警察、弁護士、検察庁、裁判所や監督行政機関から情報提供を求められる場合もある。

表 41. 診療情報の提供等に関する指針　診療記録の開示を求め得る者

診療記録の開示を求め得る者は、原則として患者本人とするが、次に掲げる場合には、患者本人以外の者が患者に代わって開示を求めることができるものとする。
①患者に法定代理人がいる場合には、法定代理人。ただし、満 15 歳以上の未成年者については、疾病の内容によっては患者本人のみの請求を認めることができる。
②診療契約に関する代理権が付与されている任意後見人
③患者本人から代理権を与えられた親族及びこれに準ずる者
④患者が成人で判断能力に疑義がある場合は、現実に患者の世話をしている親族及びこれに準ずる者

1）患者家族・親族への提供

　家族および親族へは、家族構成および家族関係が個々の患者によって異なっていることを前提にした対応が必要である。基本原則は、家族といえども患者本人とは個別の存在として判断し、患者本人の意向を確認し、その意向に応じた対応をとる必要がある。法律上の家族、内縁関係にある人、現に患者の世話をしている人まで家族構成はさまざまであり、単に心配をかけたくないという理由から、遺産相続問題まで家族関係も個々に違いがあり、慎重さが求められる。但し、患者の家族・親族が患者本人と同席して病状などの説明を受ける場合は、患者本人から特に申し出がない限り、本人の了解があったものと解釈される。

2）勤務先・通学先などへの提供

　医療機関は、患者の勤務先の上司や労務担当者、あるいは児童生徒では通学先の教員などから病状や治療内容の問い合わせを受けることがしばしばある。この場合も、本人の意向を確認し、その意向に応じた対応をとる必要がある。

3）友人・知人などへの提供

　友人・知人は、個人的な関係から、電話での問い合わせや見舞いに来院する。これらに関しても第三者への個人情報提供として、本人の意向を確認し、その意向に応じた対応をとる必要がある。特に、入院時にあらかじめ見舞い客への対応を患者に確認しておくことが大切である。患者本人に確認をとれていない場合や、患者本人が入院の事実を秘密にしたい場合には、見舞い客に対して受付で「お応えできません」として入院しているかどうかの事実も回答しないようにする。各病室への名前の掲示は、目的外の患者氏名を見舞客に公表していることになるので、個人情報保護の立場からは基本的に行わない方がよい。

4）保険会社への提供

　生命保険や損害保険の会社からは、支払い保険金額の確定調査のために、治療費、治療内容、入院日数などの照会がくる。通常、保険会社はこのような調査が必要なときには、患者からの同意書または委任状を取得しているが、医療機関としては、これらの同意書などを確認するだけでなく、患者本人が情報提供の内容や範囲を理解しているかどうか確認しておくことが求められる。

5）警察・検察庁への提供

　警察・検察庁への個人情報提供には、主として3つの形態が考えられる。

　第一に、法令に基づかない照会がある。この場合は、本人の同意が必要で、もし本人の同意がない、あるいは確認していない場合は、個人情報保護法違反になる。第二に、刑事訴訟法第197条第2項による捜査関係事項照会がある。この場合は、任意協力事項なので、患者の個人情報保護と、警察・検察庁への協力のどちらを優先させるか慎重に考慮する必要がある。第三に、刑事訴訟法第218条の令状による捜索がある。この場合の個人情報提供は、一般には例外事項に該当し個人情報保護法違反にはならないと考えられる。しかし、刑事訴訟法第105条では、医師、歯科医師、助産師、看護師などは、所持する他人の秘密に関するものについては、押収を拒むことができるとしているので、この場合も状況に応じて慎重に判断する必要がある。

6）行政機関・監督官庁への提供

　医療機関は、感染症の患者を診断した場合や、異状死と判断した場合など、公衆衛生および医療行政の観点から、さまざまな場面で患者に関する報告・届出が義務づけられている。これらの場合は、第三者提供の例外にあたるため、個人情報保護法の違反にはならない。

個人情報保護法　第23条　（第三者提供の制限）

　個人情報取扱事業者は、次に掲げる場合を除くほか、あらかじめ本人の同意を得ないで、個人データを第三者に提供してはならない。

一　法令に基づく場合
二　人の生命、身体又は財産の保護のために必要がある場合であって、本人の同意を得ることが困難であるとき。
三　公衆衛生の向上又は児童の健全な育成の推進のために特に必要がある場合であって、本人の同意を得ることが困難であるとき。
四　国の機関若しくは地方公共団体又はその委託を受けた者が法令の定める事務を遂行することに対して協力する必要がある場合であって、本人の同意を得ることにより当該事務の遂行に支障を及ぼすおそれがあるとき。

🔟 第三者への提供に関する記録

　通信教育会社の名簿流出事件では名簿問屋間での流通経路を遡ることが困難であったために、それを解決する手段として、改正では個人データを第三者へ提供する場合も、第三者から提供を受ける場合も

一定事項の記録を残す義務が追加された。また、記録の保存期間は個人情報の保護に関する法律施行規則で原則3年とされている。

　個人データを提供した場合は、個人データを提供した年月日、第三者の氏名または名称を記録し、個人データの提供を受けた場合はそれに加え提供元が個人データを取得した経緯についても記録することとされている。

個人情報保護法　第25条　（第三者提供に係る記録の作成等）

> 　個人情報取扱事業者は、個人データを第三者に提供したときは、個人情報保護委員会規則で定めるところにより、当該個人データを提供した年月日、当該第三者の氏名又は名称その他の個人情報保護委員会規則で定める事項に関する記録を作成しなければならない。

個人情報保護法　第26条　（第三者提供を受ける際の確認等）

> 　個人情報取扱事業者は、第三者から個人データの提供を受けるに際しては、個人情報保護委員会規則で定めるところにより、次に掲げる事項の確認を行わなければならない。
> 一　当該第三者の氏名又は名称及び住所並びに法人にあっては、その代表者(法人でない団体で代表者又は管理人の定めのあるものにあっては、その代表者又は管理人)の氏名
> 二　当該第三者による当該個人データの取得の経緯

11　個人情報の開示・訂正など

　個人情報保護法第28条において、個人情報取扱事業者は、本人から当該本人に関する個人データの開示要求があった場合には、遅滞なく当該個人データを開示しなければならないと規定している。また、厚生労働省では、2003年9月「診療情報の提供に関する指針」により診療情報の提供、診療録の開示を詳しく定めている。さらに、開示された個人データに対して事実と異なる場合には、個人データの内容の訂正、追加または削除を本人の求めに応じて実施しなければならないと規定している。

　また、個人情報保護法第35条では、これらの開示や訂正をはじめとした、個人情報の取り扱いに対する不満や疑問に個人情報取扱事業者は迅速に対応しなければならないとし、同第35条第2項において、これに対応するために個人情報取扱事業者は、この目的を達成するために必要な体制の整備に努めなければならないとしている。このため、個人情報取扱事業者は、苦情の受付窓口を明確にし、受け付けた苦情の処理手順を明確にして公表しておく必要がある。

個人情報保護法　第28条　（開示）

> 　本人は、個人情報取扱事業者に対し、当該本人が識別される保有個人データの開示を請求することができる。
> 2　個人情報取扱事業者は、前項の規定による請求を受けたときは、本人に対し、政令で定める方法により、遅滞なく、当該保有個人データを開示しなければならない。ただし、開示することによ

り次の各号のいずれかに該当する場合は、その全部又は一部を開示しないことができる。

一 本人又は第三者の生命、身体、財産その他の権利利益を害するおそれがある場合

二 当該個人情報取扱事業者の業務の適正な実施に著しい支障を及ぼすおそれがある場合

三 他の法令に違反することとなる場合

個人情報保護法 第29条 （訂正）

　本人は、個人情報取扱事業者に対し、当該本人が識別される保有個人データの内容が事実でないときは、当該保有個人データの内容の訂正、追加又は削除(以下この条において「訂正等」という。)を請求することができる。

　2　個人情報取扱事業者は、前項の規定による請求を受けた場合には、その内容の訂正等に関して他の法令の規定により特別の手続が定められている場合を除き、利用目的の達成に必要な範囲内において、遅滞なく必要な調査を行い、その結果に基づき、当該保有個人データの内容の訂正等を行わなければならない。

　3　個人情報取扱事業者は、第1項の規定による請求に係る保有個人データの内容の全部若しくは一部について訂正等を行ったとき、又は訂正等を行わない旨の決定をしたときは、本人に対し、遅滞なく、その旨(訂正等を行ったときは、その内容を含む。)を通知しなければならない。

個人情報保護法 第35条 （個人情報取扱事業者による苦情の処理）

　個人情報取扱事業者は、個人情報の取扱いに関する苦情の適切かつ迅速な処理に努めなければならない。

　2　個人情報取扱事業者は、前項の目的を達成するために必要な体制の整備に努めなければならない。

12 匿名加工情報の取扱い

　匿名加工情報とは、個人情報を本人が特定できないように加工し、個人情報を復元できないようにした情報である。個人情報保護法第37条において匿名加工情報を第三者へ提供する場合は、あらかじめ第三者へ提供される匿名加工情報に含まれる個人に関する情報の項目およびその提供方法を公表するとともに、提供する情報が匿名加工情報である旨を明示することで可能とした。この匿名加工情報に関する規制は、緩やかな規制とすることで匿名加工情報の自由な流通・利活用を促進することを目的としている。一方で、完全な匿名加工処理が不可能な場合もあることから、第38条において匿名加工情報を再認識する行為を禁止している。特に匿名加工された医療情報は、他の情報や匿名加工に際して付された符号などと照合することで特定の患者・利用者などが識別されることも考えられることから、特別な配慮を行うことが必要となる。個人情報保護法のもとでも医療機関が個別に匿名加工医療情報の作成が可能であるが、匿名加工という高度な情報処理の負担と責任が医療機関側に課せられることになる。また、個別医療機関単位の匿名加工ということで大規模な研究への活用が困難になる。これらに対応するため

に医療情報の匿名加工に関しては、2017年5月11日に「医療分野の研究開発に資するための匿名加工医療情報に関する法律(次世代医療情報基盤法)」が施行された。

個人情報保護法　第37条　(匿名加工情報の提供)

　　匿名加工情報取扱事業者は、匿名加工情報(自ら個人情報を加工して作成したものを除く。以下この節において同じ。)を第三者に提供するときは、個人情報保護委員会規則で定めるところにより、あらかじめ、第三者に提供される匿名加工情報に含まれる個人に関する情報の項目及びその提供の方法について公表するとともに、当該第三者に対して、当該提供に係る情報が匿名加工情報である旨を明示しなければならない。

個人情報保護法　第38条　(識別行為の禁止)

　　匿名加工情報取扱事業者は、匿名加工情報を取り扱うに当たっては、当該匿名加工情報の作成に用いられた個人情報に係る本人を識別するために、当該個人情報から削除された記述等若しくは個人識別符号若しくは第36条第1項、行政機関の保有する個人情報の保護に関する法律(平成15年法律第58号)第44条の十第1項(同条第2項において準用する場合を含む。)若しくは独立行政法人等の保有する個人情報の保護に関する法律第44条の十第1項(同条第2項において準用する場合を含む。)の規定により行われた加工の方法に関する情報を取得し、又は当該匿名加工情報を他の情報と照合してはならない。

🔢 罰　　則

　改正では、いくつかのケースにおいて罰則規定が設けられた。

　第83条では、個人情報データベースなどを自己もしくは第三者の不正な利益を図る目的で提供したり盗用したときは、1年以下の懲役または50万円以下の罰金を科した。

　個人情報保護委員会は、個人情報取扱事業者に対して、必要に応じて報告を求めたり、立ち入り検査をすることができることになっているが、虚偽の報告をしたり、立ち入り検査を妨害した場合は第85条において30万円以下の罰金を科すとした。第84条では、個人情報保護委員会が個人情報取扱事業者に対して行う指導・助言、勧告・命令など監督に従わない場合には、6ヵ月以下の懲役または30万円以下の罰金を科すとしている。

　さらにこれらの違反行為が、法人の業務に関して行われた場合は、その行為者以外に法人に対しても第83条から第85条の罰金刑を科すとしている。

個人情報保護法　第83条　(個人情報データベース漏えい)

　　個人情報取扱事業者(その者が法人(法人でない団体で代表者又は管理人の定めのあるものを含む。第87条第1項において同じ。)である場合にあっては、その役員、代表者又は管理人)若しくはその従業者又はこれらであった者が、その業務に関して取り扱った個人情報データベース等(その

全部又は一部を複製し、又は加工したものを含む。)を自己若しくは第三者の不正な利益を図る目的で提供し、又は盗用したときは、1 年以下の懲役又は 50 万円以下の罰金に処する。

個人情報保護法　第 84 条　（命令違反）

第 42 条第 2 項又は第 3 項の規定による命令に違反した者は、6 月以下の懲役又は 30 万円以下の罰金に処する。

個人情報保護法　第 85 条　（虚偽の報告等）

次の各号のいずれかに該当する者は、30 万円以下の罰金に処する。
一　第 40 条第 1 項の規定による報告若しくは資料の提出をせず、若しくは虚偽の報告をし、若しくは虚偽の資料を提出し、又は当該職員の質問に対して答弁をせず、若しくは虚偽の答弁をし、若しくは検査を拒み、妨げ、若しくは忌避した者
二　第 56 条の規定による報告をせず、又は虚偽の報告をした者

14 個人情報保護の適用の除外

　個人情報保護法第 76 条は、個人情報保護の適用を除外される場合の目的が規定されている。医療関係では、第 76 条第 1 項の三に、「大学その他の学術研究を目的とする機関若しくは団体又はそれらに属する者　学術研究の用に供する目的」とあり、大学病院などの学術研究機関が学術研究のために個人情報を利用する場合には、義務規定は適用されない。

　また、同第 76 条第 3 項で「個人データの安全管理のために必要かつ適切な措置、個人情報の取扱いに関する苦情の処理その他の個人情報の適正な取扱いを確保するために必要な措置を自ら講じ、かつ、当該措置の内容を公表するよう努めなければならない」とあり、適用を除外される場合でも個人情報の安全管理措置を講じて、かつ個人情報の取り扱いに関する苦情の処理方法を決め、その内容を公表するという努力が求められている。

個人情報保護法　第 76 条　（適用除外）

　個人情報取扱事業者等のうち次の各号に掲げる者については、その個人情報等を取り扱う目的の全部又は一部がそれぞれ当該各号に規定する目的であるときは、第 4 章の規定は、適用しない。
一　放送機関、新聞社、通信社その他の報道機関（報道を業として行う個人を含む。）　報道の用に供する目的
二　著述を業として行う者　著述の用に供する目的
三　大学その他の学術研究を目的とする機関若しくは団体又はそれらに属する者　学術研究の用に供する目的
四　宗教団体　宗教活動（これに付随する活動を含む。）の用に供する目的
五　政治団体　政治活動（これに付随する活動を含む。）の用に供する目的

2 　前項第一号に規定する「報道」とは、不特定かつ多数の者に対して客観的事実を事実として知らせること（これに基づいて意見又は見解を述べることを含む。）をいう。

3 　第1項各号に掲げる個人情報取扱事業者等は、個人データ又は匿名加工情報の安全管理のために必要かつ適切な措置、個人情報等の取扱いに関する苦情の処理その他の個人情報等の適正な取扱いを確保するために必要な措置を自ら講じ、かつ、当該措置の内容を公表するよう努めなければばらない。

🔟 個人情報を漏えいしたときの対応

　個人情報取扱事業者が保有する個人データの漏えい、滅失または毀損などの事案が発生した場合の対応については、2017 年個人情報保護委員会告示第 1 号「個人データの漏えい等の事案が発生した場合等の対応について」に記載されている。

　その措置としては、①事業者内部における報告と被害の拡大防止、②事実関係の調査と原因の究明、③影響範囲の特定、④再発防止策の検討と実施、⑤影響を受ける可能性のある本人への連絡など、⑥事実関係と再発防止策などの公表、が挙げられてる。また、同告示では、個人データの漏えいなど事案が発覚した場合は、その事実関係および再発防止策などについて、個人情報保護委員会などに速やかに報告することを求めている。

表 42. 個人データの漏えい等事案が発覚した場合に講ずべき措置

①事業者内部における報告及び被害の拡大防止
　責任ある立場の者に直ちに報告するとともに、漏えい等事案による被害が発覚時よりも拡大しないよう必要な措置を講ずる。
②事実関係の調査及び原因の究明
　漏えい等事案の事実関係の調査及び原因の究明に必要な措置を講ずる。
③影響範囲の特定
　②で把握した事実関係による影響の範囲を特定する。
④再発防止策の検討及び実施
　②の結果を踏まえ、漏えい等事案の再発防止策の検討及び実施に必要な措置を速やかに講ずる。
⑤影響を受ける可能性のある本人への連絡等
　漏えい等事案の内容などに応じて、二次被害の防止、類似事案の発生防止等の観点から、事実関係等について、速やかに本人へ連絡し、又は本人が容易に知り得る状態に置く。
⑥事実関係及び再発防止策等の公表
　漏えい等事案の内容等に応じて、二次被害の防止、類似事案の発生防止等の観点から、事実関係及び再発防止策等について、速やかに公表する。

Ⅸ 次世代医療基盤法

1 次世代医療基盤法の目的

　個人情報保護法では匿名加工情報の取り扱いが規定されているが、医療情報には特別な配慮を行うことが必要であることから「医療分野の研究開発に資するための匿名加工医療情報に関する法律」が2018年5月に施行された。この法律の目的は法第1条に記載されているように、医療情報について特定の個人を識別できないよう匿名加工する事業者に対する規制を整備し、匿名加工医療情報の安心・適正な利活用を通じて、健康寿命の延伸、健康長寿社会の実現を目指すものである。これにより、治療効果などに関する大規模な研究を通じた最適な医療の提供や医薬品副作用などの早期把握による安全性の向上などを患者・国民へ還元する効果が期待できる。次の世代の医療を支える基盤をつくるという思いから「次世代医療基盤法」と呼ばれている。

次世代医療基盤法　第1条　（目的）

> 　この法律は、医療分野の研究開発に資するための匿名加工医療情報に関し、国の責務、基本方針の策定、匿名加工医療情報作成事業を行う者の認定、医療情報等及び匿名加工医療情報の取扱いに関する規制等について定めることにより、健康・医療に関する先端的研究開発及び新産業創出(健康・医療戦略推進法(平成26年法律第48号)第1条に規定する健康・医療に関する先端的研究開発及び新産業創出をいう。第3条において同じ。)を促進し、もって健康長寿社会(同法第1条に規定する健康長寿社会をいう。)の形成に資することを目的とする。

2 認定匿名加工医療情報作成事業者

　次世代医療基盤法で重要なのは、厚生労働大臣が認可する認定匿名加工医療情報作成事業者(以下、認定事業者と呼ぶ)である。認定事業者には、次のようなことが求められている。①事業撤退などで個人情報が散在するのを防ぐための事業の継続性、②事業者が自ら医療機関と交渉し医療情報を収集する体制の構築、③匿名加工情報の提供において特定の企業や団体を優遇することのない社会的公平性や信頼性、④情報漏えいなどを防ぐための、情報セキュリティの高度な専門知識と実践能力、⑤必要最低限の医療情報を匿名加工情報として研究機関に提供するために、匿名化処理に対する高度な専門知識だけでなく医療に関する深い専門知識を有すること。

3 匿名加工医療情報の流通

　認定事業者に患者の医療情報を提供しようとする医療機関は、法施行前から通院している患者を含め、法施行後の最初の受診時に、患者へ書面により説明を行うことを基本としている。患者本人からの同意が得られれば、医療機関内での倫理審査なしで認定事業者に当該患者情報を提供することが可能である。

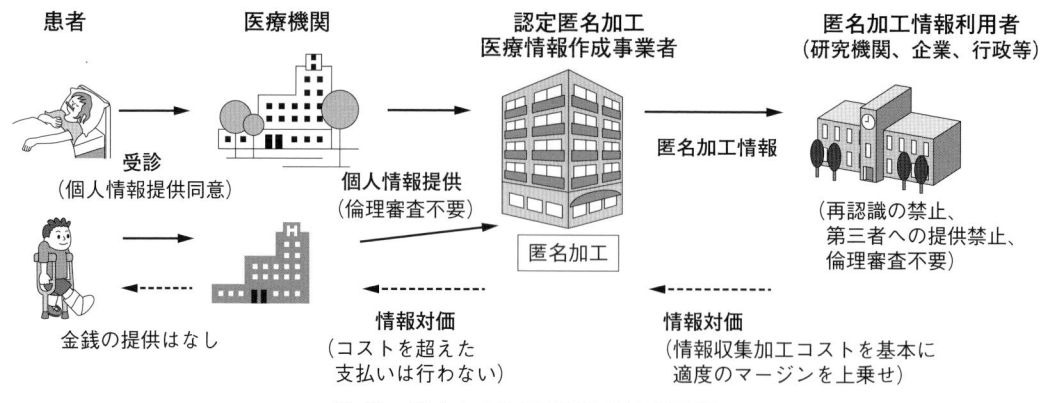

図 68. 匿名加工医療情報の流通過程

認定事業者は、さまざまな医療機関から収集した医療情報の名寄せなどを行い高いセキュリティで管理する。匿名加工医療情報を利用して研究を行おうとしている医療機関、大学、企業、行政などは、認定事業者と契約のうえ必要な匿名加工医療情報を入手して研究を行う。研究機関が認定事業者から匿名加工医療情報を利用して研究を行う場合は当該研究機関での倫理審査は不要とされているが、研究機関が再認識処理を行うこと、ならびに第三者への提供は禁止されている。また、患者は同意後であっても医療機関または認定事業者に同意撤回の通知が行える。同意撤回が可能なことは医療機関の掲示板やホームページなどで情報提供をしておく必要がある。なお、認定事業者を通さない匿名加工医療情報による研究は従来どおり「人を対象とする医学系研究に関する倫理指針」などが適用される。

　金銭的な問題では、医療機関と患者の間では個人の医療情報の提供に関し金銭の授受は行わないこととされている。医療機関は、認定事業者への提供にあたって必要とした電子化のためのソフトウェア代や人件費などの適正な情報対価を受け取ることができる。認定事業者は、情報収集や加工のコストを基本として適度のマージンを上乗せして匿名加工情報利用者に提供することになる（**図 68**）。

❹ 匿名加工の方法

　次世代医療基盤法では、医療情報をその属性に応じて**表 43** のように定義し、その属性に応じた匿名加工方法を例示している。

表 43. 医療情報の属性分類

分類	定義	医療情報の例
識別子	個人に直接紐づく情報	氏名、被保険者番号など
準識別子	複数を組み合わせることで個人の特定が可能な情報	生年月日、住所、所属組織など
静的属性	不変性が高い情報	成人の身長、血液型、アレルギー、障害などの外見的な特徴に関する情報など
半静的属性	一定期間、不変性がある情報	体重、疾病、処置、投薬などの情報
動的属性	常に変化する情報	検査値、食事、その他診療に関する情報など

識別子(識別属性といわれる場合もある)の匿名加工は、その情報だけで個人が特定化される情報であるので「属性削除」が基本である。または識別子とはまったく無関係で連想できない単なる連番(仮ID)などに置き換えて匿名加工情報内でレコードが識別できるようにする。この処理を「仮名化」という。この処理を行うと元のデータとの照合が行えなくなることから連結不可能匿名化と呼ばれる。これに対して識別子にある処理をして仮IDを生成し、生成した仮IDから元の識別子を再現できるようにして識別子を入れ替えたもの、あるいは仮IDと元の識別子との対応関係の表を作成して元の識別子を遡れるようしたものを連結可能匿名化という。但し、連結可能匿名化は、対応表などにより容易に元の識別子を生成できることから個人情報保護法ならびに次世代医療基盤法でいうところの匿名加工を実施したことにはならないので注意が必要である。なお次世代医療基盤法などに合わせて「人を対象とする医学系研究に関する倫理指針」では、連結可能匿名化および連結不可能匿名化の用語を廃止している。

識別子以外の属性の匿名加工には、下記のようなさまざまな手法があり図 69 を例として解説する。患者番号および患者氏名は、識別子であるので削除する。生年月日から診断名までの情報は、準識別子であるので状況に応じて粒度を落とす。例えば生年月日は年月にする。それでも他の属性との関係で個人が特定できる場合があれば、年齢にしてさらに粒度を落とす。この年齢でもデータ抽出条件によっては、例えば116歳の個人データが入っている場合があり、日本には116歳の方は1名しかいないので個人が特定される。このような場合は、100歳以上とか90歳以上として複数のレコードが存在するようにする。これを「アップコーディング」という。図 69 の例では70歳以上としている。下の方も同じで10歳未満などとまとめてしまうことを「ダウンコーディング」という。また、中間の年齢は10歳代、20歳代というようにある値の範囲にまとめることも可能で、これを「丸め」という。同じように住所も番地を削除するとか、都道府県名だけにするなど粒度を落とすことも「丸め」という。複数の属性の兼ね合いで個人が特定される場合もあるので、情報分析を地域単位で行いたいのか、年齢で行いたいのかによって「生年月日」や「住所」などの複数の属性の粒度の落とし方の検討が必要である。医療機関名は「A クリニック」などの個別の名称を「クリニック」と「病院」に分類するとか、診断名も「普通型片頭痛」「古典的片頭痛」「群発性頭痛」は「拍動性頭痛」、「食道炎」「胃炎」は「消化器疾患」など上位概念に置き換える「一般化」を行う。属性値をグループ化しグループの代表値(例えば平均値など)で置き換える処理を「ミクロアグリゲーション」といい、通院時間の例では「10分と20分のグループ」と「50分以上のグループ」の2つのグループに分類し、各グループの平均値15分と60分で置き換えている。検査値など動的属性は、基本的には匿名加工不要とされているが、必要な場合にはアップコーディングなどで対応する。

このほかにも属性値に乱数などで求めた値を付加する「ノイズ(誤差)付加」、非常に高い(あるいは低い)数値や特異な情報で個人を特定できる属性値を含む場合にレコード自体を排除する「レコード削除」、分析に適さないセンシティブで分析に用いるべきでない属性値を削除する「セル削除」などの処理がある。

（匿名加工前）

患者番号	氏　名	生年月日	住　所	通院時間	医療機関名	診断名	検査値		
							HbA1c	CRP	・・・・
M0202	山本太郎	1943/4/1	東京都A区X町4-19-1	10分	Aクリニック	普通型片頭痛	6.8	7.7	・・・・
P0412	山田陽子	1985/3/1	東京都B区Y町2-9-10	70分	E病院	急性胃炎	5.9	12.4	・・・・
Q0412	山田陽子	1985/3/1	東京都B区Y町2-9-10	50分	Fクリニック	群発性頭痛	5.9	10	・・・・
K5021	渡辺　健	1996/9/3	東京都C区W町4-1-5	20分	G病院	古典的片頭痛	6.2	8.5	・・・・
Z9099	田中　宏	2010/1/1	東京都D区Z町1-1-1	60分	H病院	食道炎	5.7	12.1	・・・・

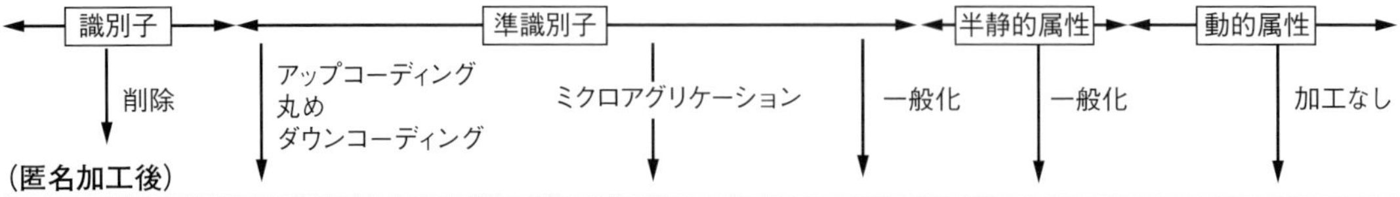

← 識別子 →　　　　　　　　　　　← 準識別子 →　　　　　　　　　　　← 半静的属性 →　　　← 動的属性 →

削除　　　アップコーディング　ミクロアグリケーション　一般化　一般化　加工なし
　　　　　丸め
　　　　　ダウンコーディング

（匿名加工後）

患者番号	氏　名	生年月日	住　所	通院時間	医療機関名	診断名	検査値		
							HbA1c	CRP	・・・・
		70歳以上	東京都A区	15分	クリニック	拍動性頭痛	6.8	7.7	・・・・
		30歳代	東京都B区	60分	病院	消化器疾患	5.9	12.4	・・・・
		30歳代	東京都B区	60分	クリニック	拍動性頭痛	5.9	10	・・・・
		20歳代	東京都C区	15分	病院	拍動性頭痛	6.2	8.5	・・・・
		10歳未満	東京都D区	60分	病院	消化器疾患	5.7	12.1	・・・・

図 69.　匿名加工医療情報の加工例

5 医療画像の匿名加工

　医療画像には、画像データと附帯データ（患者氏名、生年月日をはじめアレルギー情報など）があり両者にさまざまな個人情報が含まれている。附帯データは、一般的な医療情報と同様の匿名加工が必要である。画像データにも、撮影時に患者氏名、患者番号、生年月日などが映り込んでいる場合がありそれらを削除する必要がある。また、頭部 CT などの断層撮影情報から立体画像を構成することで顔画像を得ることができる場合には、その精度によっては個人情報となる可能性がある。

　近年の人工知能におけるディープラーニング技術の発展は、画像認識率を飛躍的に向上させている。単純 X 線写真の骨格からの個人識別、マスクをかけた顔写真からの個人識別も可能となってきている。さらにディープラーニング技術は一般の人も無償で利用できる環境が提供されている。情報処理技術の発展を考慮しながら、リスクを考慮した匿名加工の要否を検討する必要がある。

●参考文献

1)　日本医師会事務局医事法制課（編）：医療機関における個人情報の保護．日本医師会，東京，2005.

2)　日本貿易振興機構：「EU 一般データ保護規則（GDPR）」に関わる実務ハンドブック（入門編）（https://www.jetro.go.jp/ext_images/_Reports/01/dcfcebc8265a8943/20160084.pdf）（2016. 11).

3)　個人情報保護委員会：個人情報保護に関する法律（平成 15 年法律第 57 号）（https://www.ppc.go.jp/files/pdf/290530_personal_law.pdf）（access 2018. 11. 20).

4)　個人情報保護委員会：個人情報保護法ハンドブック（https://www.ppc.go.jp/files/pdf/kojinjouhou_handbook.pdf）（access 2018. 11. 20).

5)　個人情報保護委員会：個人情報の保護に関する法律についてのガイドライン（通則編）（平成 28 年個人情報保護委員会告示第 6 号）（https://www.ppc.go.jp/files/pdf/guidelines01.pdf）（2016. 11. 20).

6)　個人情報保護委員会，厚生労働省：医療・介護関係事業者における個人情報の適切な取扱いのためのガイダンス（2017. 4. 14).

7) 個人情報保護委員会事務局，厚生労働省：「医療・介護関係事業者における個人情報の適切な取扱いのためのガイダンス」に関するQ＆A（事例集）（2017. 5. 30）．

8) 個人情報保護委員会：個人情報の保護に関する法律についてのガイドライン（匿名加工情報編）（https://www.ppc.go.jp/files/pdf/guidelines04.pdf）（2016. 11）．

9) 内閣府，文部科学省，厚生労働省，経済産業省：医療分野の研究開発に資するための匿名加工医療情報に関する法律についてのガイドライン（2018. 5）．

10) 首相官邸健康・医療戦略推進本部：次世代医療基盤法の施行について（https://www.kantei.go.jp/jp/singi/kenkouiryou/jisedai_kiban/houritsu.html）（access 2018. 11. 20）．

11) 個人情報保護委員会：個人データの漏えい等の事案が発生した場合等の対応について（平成29年個人情報保護委員会告示第1号）（https://www.ppc.go.jp/files/pdf/iinkaikokuzi01.pdf）（access 2018. 11. 20）．

12) 文部科学省，厚生労働省：人を対象とする医学系研究に関する倫理指針（2016. 2. 28）．

13) 文部科学省，厚生労働省，経済産業省：個人情報保護法等の改正に伴う研究倫理指針の改正について（2016. 5）．

●column　日本国における法の構成

●憲法

国家の権限と義務を定め、国民の権利や自由を保障するという、国家統治の規範となる基本原理・原則を定めた法。

●法律

法律は、立法機関である国会の議決により制定される。憲法の条項に違反すること、および法律によって憲法の条項を変更することは許されていない。

●政令

すべての社会的規範を法律によって網羅することは事実上不可能である。このため憲法で行政機関（内閣）による立法が認められており、これを政令という。憲法や法律の規定を実施するための命令としての性格をもつが、法律に優先せず、法律による委任がない限り政令で罰則や義務を課することはできない。

●省令

政令と同じく行政機関によって制定される命令をいう。国家行政組織法により、各大臣は所轄する行政事務について、法律または政令を施行するために、その委任に基づく命令を発することができる。内閣総理大臣の決定による命令を総理府令、各大臣によるものを省令（例えば、厚生労働省令）という。

●規則

国家行政規則により制定されるもので、人事院規則、国家公安委員会規則などがある。

●条例

地方公共団体（都道府県、市町村）は、憲法および地方自治法の地方自治権に基づき、法律の範囲内で条例を制定することができる。法令に特別の定めがある場合を除き、一定の範囲内で懲役、禁固、罰金、科料などの刑を科すこともできる。

和文索引

欧文索引

医療事務職のための 電子カルテ入門 改訂第2版

ISBN978-4-907095-51-2 C3047

平成 26 年 1 月 15 日　第 1 版発行
平成 31 年 3 月 1 日　第 2 版発行

編　　集 ——— 津　村　　　宏
　　　　　　　　中　村　雅　彦
発 行 者 ——— 山　本　美　惠　子
印 刷 所 ——— 三　報　社　印　刷 株式会社
発 行 所 ——— 株式会社 ぱーそん書房
　　　　　　　　〒101-0062　東京都千代田区神田駿河台 2-4-4 (5 F)
　　　　　　　　電話 (03) 5283-7009 (代表) /Fax (03) 5283-7010

Printed in Japan　　　ⓒ TSUMURA Hiroshi, NAKAMURA Masahiko, 2019